U0218568

Research on the Development of
Forest Healthy Care Industry
in Provincial Area

A Case Study
in Yunnan Province

省域森林康养产业发展研究

云南省的实践

邹再进 著

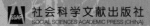

社会科学文献出版社
SOCIAL SCIENCES ACADEMIC PRESS (CHINA)

序 言

　　森林是人类最初的家园，更是人类健康最可靠的庇护所。它不仅可以为人们提供清新的空气、干净的水源、宁静的环境和负氧离子，还可以分泌多种植物精气，具有抗肿瘤、降血压、舒缓疼痛等多种功用，极大地迎合了人们旅居康养的需求。依托我国丰富的森林资源大力发展森林康养产业，是提升国民生活质量，满足人们日益增长的健康养生、休闲游憩需求的重要途径；是发挥林业资源综合效益，促进区域经济发展和民生改善的重要方式；是适应林业主体功能转变和林业供给侧结构性改革，实现林业可持续发展的重要举措；是践行习近平总书记提出的"两山"理念，推动地方生态文明建设的重要抓手；对于保护和利用好森林资源，深入挖掘森林资源的功能潜力，更好地造福人类具有重要的意义。

　　森林康养是以森林生态环境为基础，以促进大众健康为目的，利用森林生态资源、景观资源、食药资源和文化资源并与医学、养生学有机融合，开展保健养生、康复疗养、健康养老的服务活动。森林康养作为重要的养生形态，最早起源于德国，早在 19 世纪 40 年代，德国就在巴特·威利斯赫恩镇创立了世界上第一个森林浴基地，为树立大众森林康养意识、传播森林康养理念开了先河。随后，森林康养在美国、日本、韩国等开始盛行，并逐步产业化。而我国森林康养的发展，追溯起来最早应该是从台湾地区开始，自 1965 年以来，台湾依托森林公园建成了多个森林浴场供居民修身养性、保健疗养，形成了我国最早的森林康养业态。我国大陆地区的森林康养于 20 世纪 80 年代开始兴起，其主要形式为森林浴，但真正实现产业化发展应该是在 2014 年，当时的国家林业局将引导森林康养、森林养生发展作为提高森林多功能利用水平、扩大森林旅游生态产品供给的重要举措，开展了一系列工作，并于 2015 年启动了首批全国森林康养基地试点建设工作，这在一定意义上标志着我国森林康养产业发展实践的正式开始。从那以后，我国森林康养产业发展如火如荼，并取得了巨大的成就。与之相关的学术研究也开始兴盛，成为学术界关注的焦点之一。

云南森林覆盖率已达到 65.04%，林草资源总量大、种类多，林地和森林面积均居全国第二位，森林蓄积量居全国第三位。经济林面积、生物多样性和森林生态系统年服务功能价值均居全国第 1 位。[①] 野生动植物资源占全国一半以上，独有、特有种占有率高。竹类、中药材、花卉、香料、野生菌种类均居全国之首。云南作为"植物王国""动物王国""世界花园""生物基因宝库"，拥有发展森林康养产业最丰富、最优质、最多样的自然生态资源和最适宜的气候条件，森林康养产业发展大有可为。作为一项全新的产业模式，森林康养将带动养老护理、体育健身、文化娱乐、旅游休闲等多个相关产业的协同发展，形成涵盖健康、医疗、娱乐、文旅等的庞大新兴产业集群，不但有利于推动云南"文、游、医、养、体、学、智"融合发展，打造云南"健康生活目的地"的全产业链，还可为云南经济发展创造新的增长点。同时，森林康养产业发展能促进人民群众新时代生态文明观的确立和普及，能有力助推云南绿色发展方式和低碳生活方式的形成，有利于云南实现碳达峰和碳中和的目标，从而加速云南生态文明建设进程，促进云南"生态文明建设排头兵"建设不断取得新进展。具有天然优势的云南省发展森林康养产业在全国具有一定的典型性和代表性，研究云南森林康养产

---

① 云南省人民政府网. 昆明日报：云南林地森林面积均居全国第二位［EB/OL］.（2022- 12-01）［2023-10-11］. https://www.yn.gov.cn/ynxwfbt/html/2022/zuixinbaodao_1201/ 5066. html.

业的发展，可为我国省域森林康养产业发展提供模式选择和案例借鉴，是探索省域森林康养产业发展路径的重要样本。

本书作为2021年云南省省院省校教育合作人文社会科学研究项目"'健康生活目的地'背景下云南森林康养产业发展研究"（编号：SYSX202107）的研究成果，以国家林业和草原局、民政部、国家卫生健康委员会和国家中医药管理局四部门联合印发的《关于促进森林康养产业发展的意见》为指导，以实现《云南省国民经济和社会发展第十四个五年规划和二〇三五年远景目标纲要》确立的"健康生活目的地"发展战略为出发点，共分十章，分别从理论基础、发展条件、发展现状、产业竞争力、市场需求、相关经验借鉴、发展思路、发展重点和发展对策等方面研究云南省森林康养产业发展的现状和未来，为促进云南省森林康养产业的跨越式发展提供新思路，为推动云南省深度融入新发展格局、构建现代产业体系、促进高质量发展、实现"健康生活目的地"战略目标创造条件，也为我国其他省份森林康养产业的发展提供借鉴。

本书在撰写过程中，借鉴和吸收了大量前人研究成果，但凡本书能有些许的成就，都是这些学术巨人成果加持的结果，由于无法与他们一一联系，谨在此一并表示深深感谢。

由于著者学术水平有限，加上时间仓促，书中的遗漏甚至错误在所难免，敬请同行批评指正。

是为序！

邹再进

农历甲辰年夏于西南林业大学致知楼

目　录

第一章　省域森林康养产业研究背景与研究意义

第一节　研究背景

2018 年 1 月 25 日在云南省十三届人大一次会议开幕会上，时任省长在《政府工作报告》中首次提出："全力打造世界一流的'绿色能源''绿色食品''健康生活目的地'这三张牌，形成几个新的千亿元产业。"这既是云南立足于"生态文明建设排头兵"的总体定位，贯彻绿色发展理念，实施"健康中国"战略的重要新思路，也是云南注入发展新动能，持续推进供给侧改革，促进高质量发展的重要新举措。全力打造世界一流"三张牌"，既是云南发展不可替代的优势，也是云南深度融入新发展格局、构建现代产业体系的突破口和切入点，是符合云南实际和未来发展的路径选择。正因为如此，《云南省国民经济和社会发展第十四个五年规划和二〇三五年远景目标纲要》第八篇专门对未来云南全力打造世界一流"三张牌"进行了详细的部署和安排，并强调指出，为了使云南"高质量发展的绿色元素更加丰富，世界一流'绿色能源'、'绿色食品'、'健康生活目的地'的优势更加凸显"，应"坚持生态优先、绿色发展，发挥优势、聚焦重点，全力打造世界一流'绿色能源'、'绿色食品'和'健康生活目的地'三张牌，持之以恒推动'三张牌'走深、走精、走长，让绿色成为云南发展的鲜明底色"。可见，全力打造世界一流"三张牌"已成为云南"十四五"时期及以后绿色发展的"主旋律"。

作为云南世界一流"三张牌"之一的"健康生活目的地"牌，其概念一经提出，省委省政府即赋予了其深刻的内涵，强调要通过"大力发展从'现代中药、疫苗、干细胞应用'到'医学科研、诊疗'，再到'康养、休闲'全产业链的'大健康产业'；加快旅游产业转型升级；加快推进特色小镇建设"① 等举措，使云南的蓝天白云、青山绿水、特色文化转化为发展优势，成为世人健康生活的向往之地。而2021年2月批准实施的《云南省国民经济和社会发展第十四个五年规划和二〇三五年远景目标纲要》则指出，打造世界一流"健康生活目的地"牌要"瞄准国际化、高端化、特色化、智慧化发展方向，聚焦以'文、游、医、养、体、学、智'为主要内容的全产业链，以大滇西旅游环线、澜沧江沿岸休闲旅游示范区、昆玉红旅游文化带、沿边跨境文化旅游带为支撑，建设国际康养旅游示范区，推动云南成为世人向往的健康生活目的地"。可见，无论是前期以"大健康"产业为龙头的"健康生活目的地"发展思路，还是现在提倡的"文、游、医、养、体、学、智"融合发展的"健康生活目的地"发展思路，康养产业发展始终是云南"健康生活目的地"建设的重要依托和基础，在云南"健康生活目的地"打造中扮演着重要的角色和发挥着重要的作用。

森林是人类最初的家园，更是人类健康最可靠的庇护所。它不仅可以为人们提供清新的空气、干净的水质、宁静的环境和负氧离子，还可以分泌多种植物精气，具有抗肿瘤、降血压、舒缓疼痛的作用，迎合了人们旅居康养的需求。随着人们健康意识的唤醒与增强，森林康养的需

---

① 云南省人民政府网. 省政府举行记者会 阮成发省长回答记者提问［EB/OL］. (2018-02-01)［2023-10-15］. https://www.yn.gov.cn/szf/szfld/sz/cgy/zxhd/201903/t20190321_160895.html.

求市场可期。① 云南作为"植物王国""动物王国""世界花园""生物基因宝库"，"十三五"末森林覆盖率已达到 65.04%，名列全国前茅，这既为云南生态文明建设奠定了得天独厚的优势，也为云南以森林康养产业发展为抓手打造"健康生活目的地"创造了条件。在打造"健康生活目的地"背景下，云南森林康养产业发展大有可为。

作为一项全新的产业模式，森林康养将带动养老护理、体育健身、文化娱乐、旅游休闲等多个相关产业的协同发展，形成涵盖健康、医疗、娱乐、文旅等的庞大新兴产业集群，不但有利于推动"文、游、医、养、体、学、智"融合发展，打造云南"健康生活目的地"的全产业链，还可以为云南经济发展创造新的增长点。更重要的是，森林康养产业发展能促进人民群众新时代生态文明观的确立和普及，能有力助推云南绿色发展方式和低碳生活方式的形成，有利于云南碳达峰和碳中和目标的实现，从而加速云南生态文明建设进程，促进云南"生态文明建设排头兵"不断取得新进展。

第二节　研究意义

一　本研究是响应国家号召、贯彻落实国家相关政策的需要

早在 2013 年，为了继续贯彻落实《中共中央 国务院关于深化医药卫生体制改革的意见》，国务院出台了《关于促进健康服务业发展的若干意见》，首次提出"鼓励有条件的地区，面向国际国内市场，整合当地优势医疗资源、中医药等特色养生保健资源、绿色生态旅游资源，发展养生、体育和医疗健康旅游"，这可以说是中国大力发展康养产业的开端。

---

① 昝林森. 森林康养将会迎来爆发式增长［EB/OL］.（2020-12-28）［2022-10-1］. http://paper.people.com.cn/zgcsb/html/2020-12/28/content_2026207.htm.

2016 年，为贯彻落实中央脱贫攻坚决策部署，按照《贯彻实施〈中共中央、国务院关于打赢脱贫攻坚战的决定〉重要政策措施分工方案》要求，农业部、国家发展改革委、财政部、中国人民银行、国家林业局、国家旅游局、银监会、保监会、国务院扶贫办九部门联合制定了《贫困地区发展特色产业促进精准脱贫指导意见》，强调了"森林旅游休闲康养是增加贫困户就业、拓宽增收渠道的首选项目"。这是国内首个涉及"森林康养"的国家政策，标志着"森林康养"已正式进入国家决策层面视野，并开始引起社会的广泛关注。

此后，根据党的十八届五中全会精神，为推进健康中国建设，提高人民健康水平，中共中央、国务院于 2016 年 10 月 25 日印发并实施了《"健康中国 2030"规划纲要》，提出"培育健康文化产业和体育医疗康复产业。制定健康医疗旅游行业标准、规范，打造具有国际竞争力的健康医疗旅游目的地。大力发展中医药健康旅游"。该纲要将康养产业发展放在了极高的地位，在国内掀起了新一轮康养产业发展的热潮。

2016 年，国家林业局、国务院办公厅密集出台了多个政策文件，提出了一系列推动"森林康养"产业发展的政策措施。如《国家林业局关于大力推进森林体验和森林养生发展的通知》提出，有条件的森林公园、湿地公园、林业系统自然保护区以及其他类型森林旅游地，要把发展森林体验和森林养生纳入总体规划，大力加强硬件、软件建设，积极打造高质量的森林体验和森林养生产品；国家林业局印发的《中国生态文化发展纲要（2016—2020 年）》提出，推进多种类型、各具特色的森林公园、湿地公园、沙漠公园、美丽乡村和民族生态文化原生地等发展生态旅游业，健康疗养、假日休闲等生态服务业；《国务院办公厅关于完善集体林权制度的意见》也提出要大力发展新技术新材料、森林生物质能源、森林生物制药、森林新资源开发利用、森林旅游休闲康养等绿色新兴产业。同年，国家林业局印发的《林业发展"十三五"规划》更是将森林康养产业的发展由概念走向了具体化。该规划提出：鼓励有条件的地区，面向国际国内市场，整合当地优势医疗资源、中医药等特色养生保健资源、绿色生态旅游资源，发展养生、体育和医疗健康旅游；构建以森林公园为主体，湿地公园、自然保护区、沙漠公园、森林人家等相结合的森林旅游休闲体系，大力发展森林康养和养老产业；到2020年，各类林业旅游景区数量达到9000处，森林康养和养老基地500处，森林康养国际合作示范基地5~10个。《"十四五"林业草原保护发展规划纲要》明确指出，"十三五"规划主要任务已全面完成，约束性指标顺利实现，生态状况明显改善。这些政策的密集出台，既为中国森林康养产业的发展提供了难得的机遇，也掀起了中国森林康养产业发展的热潮。

此后，2017年的中央一号文件也将"要大力改善休闲农业、乡村旅游、森林康养公共服务设施条件"作为当年的目标任务之一。2017年，国家林业局还开展了森林特色小镇建设试点工作，并提出要充分发掘利用当地的自然景观、森林环境、休闲养生等资源，积极引入森林康养、休闲养生产业发展先进理念和模式，大力探索培育发展森林观光游览、休闲养生新业态，拓展国有林场和国有林区发展空间，促进生态经济对小镇经济的提质升级，提升小镇独特竞争力。2018年，无论是中央一号文件，还是《乡村振兴战略规划（2018—2022年）》，都将"建设森林人家、康养基地""开发农村康养产业项目"作为重要内容；《全国绿化委员会 国家林业和草原局关于积极推进大规模国土绿化行动的意见》也提出，"在保障生态效益的前提下，允许利用一定比例的土地发展林下经济、生态观光旅游、森林康养、养生养老等环境友好型产业，并依法办理建设用地审批手续"，为森林康养产业发展提供了土地政策保障。2019年的中央一号文件再次强调了"充分发挥乡村资源、生态和文化优势，发展适应城乡居民需要的休闲旅游、餐饮民宿、文化体验、健康养生、养老服务等产业"。紧接着，国家林业和草原局出台的《关于促进林草产业高质量发展的指导意见》及与之相应的《任务分工方案》则将森林康养产业发展进一步细化，明确提出：积极发展森林康养，编制实施森林康养产业发展规划，以满足多层次市场需求为导向，科学利用森林生态环境、景观资源、食品药材和文化资源，大力兴办保健养生、康复疗养、健康养老等森林康养服务。同年，国务院出台的《关于促进乡村产业振兴的指导意见》也将"建设森林人家和康养基地"作为乡村产业振兴的重要内容。有了这些政策的加持，全国森林康养产业发展步入了快车道，发展速度和规模空前。

如果说，前述各项政策还仅是在相关文件中对森林康养产业发展的简单涉及，那么2019年，国家林业和草原局、民政部、国家卫生健康委员会和国家中医药管理局四部门联合印发的《关于促进森林康养产业发展的意见》则是国内第一个关于促进森林康养产业发展的专门而系统的政策。该项政策不仅全面阐释了森林康养产业发展的总体要求，提出了全国森林康养产业的发展原则和发展目标，而且对发展的主要任务和保障措施进行了全面的梳理和周密的安排。该意见是目前国内关于森林康养产业发展的一部纲领性文件，对于指导和促进中国森林康养产业的发展具有划时代的意义。该意见的出台，掀起了中国森林康养产业发展的高潮。至此，中国森林康养无论是产业发展，还是理论与应用研究都进入了一个崭新的发展阶段。许多省份还在该意见的指导下，相继出台了相关规划和发展指导意见，全国森林康养产业发展如火如荼。与此同时，加大对森林康养产业发展的研究，也成为相关领域学者的使命和关注热点。

二 本研究是发挥云南优势，打造云南"健康生活目的地"，推动云南深度融入新发展格局、构建现代产业体系，促进云南高质量发展的需要

2024年，云南旅游产业发展迅速，健康旅游成为新的消费热点，2016~2020年，全省旅游产业量质齐升，旅游总收入基本实现翻番。《云南省"十四五"打造"健康生活目的地"发展规划》指出，"十三五"期间，云南省成功创建5个国家级、21个省级全域旅游示范区，新增4个国家级、10个省级旅游度假区，国家5A级旅游景区达到9

个、4A 级 105 个，成功创建 15 个省级特色旅游城市、20 个省级旅游强县、67 个省级旅游名镇、133 个省级旅游名村。旅游与农业、工业、体育、康养、文化等进一步融合，旅游新产品新业态不断涌现，特别是受新冠疫情影响后"健康+旅游"的兴起，人们从"到云南旅游"逐步向"来云南旅居、养生"转变，省外入滇旅居人口规模呈增长态势，健康旅游发展成为云南旅游的特色和亮点，这使得云南建成"健康生活目的地"底气更足。当下，全球民众健康意识普遍提升，健康管理将逐渐成为全民刚需、全球共识，大众消费需求从过去的观光型旅游升级为休闲康养和候鸟式旅居，消费结构不断升级，健康生活目的地产业将成为新的经济增长点。云南省应牢牢抓住"健康生活目的地"这张牌，充分利用云南省优良的生态资源条件，大力发展森林康养产业；深化森林康养产业供给侧结构性改革，激活数量巨大、类型多样的森林康养资源，提升软硬件设施服务和产业全链条发展水平，推动云南成为人人向往的"健康生活目的地"。森林康养产业作为云南"健康生活目的地"建设的重要依托和基础，发挥着越来越重要的作用。它不仅是云南注入发展新动能，推进供给侧改革，促进高质量发展的重要突破口；也是云南深度融入新发展格局、构建现代产业体系的切入点，在云南绿色经济发展中具有举足轻重的地位。但相对于云南显著的资源优势和发展潜力，其森林康养产业发展与全国相比，还处于相对滞后的位置。

当前，云南省关于森林康养产业发展的政策主要呈现于"全力打造世界一流'绿色能源'、'绿色食品'和'健康生活目的地'三张牌"的政策体系之中，特别是打造"健康生活目的地"的政策体系之中，这虽然有利于服务于云南全省战略，但对于指导云南森林康养产业的全面发展明显专业性不足，特别是与云南森林康养产业在云南绿色经济发展中所扮演的角色和发挥的功能不相匹配，不利于其可持续发展和竞争力的提升。2019 年，尽管云南省林业和草原局在国家相关政策的指导下，也出台了《关于促进林草产业高质量发展的实施意见》，明确提出了"林草旅游、森林康养和休闲产业接待规模每年达 3 亿人次"的发展目标及"积极发展森林康养"的发展思路，要求"认真贯彻落实国家林业和草原局等部门联合印发的《关于促进森林康养产业发展的意见》，加强与有关部门的沟通和协调，充分发挥云南独特多样的森林康养资源优势，规划和科学利用森林生态环境、景观资源、食品药材和文化资源，积极探索森林康养与医疗、教育等产业的融合模式，大力兴办保健养生、康复疗养、健康养老等森林康养服务。建设森林浴场、森林氧吧、森林康复中心、森林疗养场馆、康养步道和导引系统等服务设施。加强林下药材种植培育、森林食品和药材保健疗养功能研发。推动实施森林康养基地质量评定标准，创建国家森林康养基地。"云南省现有的政策在权威性、综合性和指导性方面仍有提升空间，尚未充分发挥其对全省森林康养产业发展的推动作用。

而放眼周边省份，四川省早在 2016 年即出台了《关于大力推进森林康养产业发展的意见》和《四川省"十三五"森林康养发展规划》；贵州省则在森林康养产业发展和森林康养基地建设方面持续发力，从 2018 年起陆续出台了《关于推进森林康养产业发展的意见》《关于加快推进医疗健康服务和养老服务融合发展的实施方案》《贵州省大健康创新发展工程专项行动方案》等宏观政策，还出台了《贵州省省级森林康养基地评定办法》《贵州省省级森林康养基地管理办法》等微观政策，建立了促进森林康养产业发展的一揽子政策体系；作为西南地区唯一直辖市的重庆，也早在 2017 年即提出了促进森林康养产业发展的政策，并率先将森林康养产业按"森林体验基地"和"森林养生基地"进行了分类，并提出了分类指导的发展意见。显然，云南省作为森林康养资源丰富和发展潜力显著的省份，与周边省份相比，其森林康养产业发展明显迟滞，亟须加大发展力度。

本研究正是针对云南省森林康养产业发展的实际，力图为"健康生活目的地"背景下的云南省森林康养产业发展找到突破口，为推动云南省森林康养产业的跨越式发展提供新思路，从而发挥云南省优势，为打造云南省"健康生活目的地"，推动云南省深度融入新发展格局、构建现代产业体系，为促进云南省高质量发展创造条件。

第三节　研究综述

云南省森林康养产业发展正处于起步和探索阶段，目前的研究主要着眼于摸清森林康养资源家底、做好森林康养产业发展谋划、选择森林康养产业发展模式、出台和完善相应发展政策等方面。

一　发展现状研究

云南省拥有发展林草产业的优越条件。"十三五"期间，云南森林覆盖率达 65.04%，森林蓄积量增加到 20.67 亿立方米，林地面积增加到 4.24 亿亩，云岭大地持续增绿。[①] 云南省与周边国家及省份联系更加紧密，基础设施条件逐步改善，如今的云南是中国连接南亚东南亚的重要桥梁，是充满生机、活力无限的开放前沿，为发展林草产业创造了良好条件。

"十三五"期间，云南省森林资源量质并进，进入了发展新时期。云南省林草部门积极践行"两山"理念，努力探索生态产品价值的实现路径，大力推进林草产业向高质量发展，产业规模达到 2771 亿元，林草就业人数达到 135 万人。产业规模实现快速增长，扶贫成效凸显，为广大林农脱贫增收、全面建成小康社会做出了重要贡献。"十三五"以来，云南省以"大工程带动大绿化，大绿化带动大发展"，完成营造林 3847.7 万亩，防护林建设 60.9 万亩，年均义务植树超 1 亿株。昆明、普洱、临沧、楚雄、曲靖、景洪荣获"国家森林城市"称号。全省累计建成国家森林乡村 235 个、省级森林乡村 1081 个，乡村绿化率

[①] 中国政府网．云南森林覆盖率达 65.04% ［EB/OL］．（2021-02-3）［2022-10-1］．https://www.gov.cn/xinwen/2021-02/03/content_5584655.htm.

达 47.45%，超过国家和省确定的 2020 年达到 30% 的目标。① 在国家首批森林康养基地名单中，云南省 3 地 2 基地上榜，给云南省森林康养基地的建设和产业发展开了好局。

在云南省森林康养产业发展的相关研究中，付丽莎采用 SWOT 分析法探究分析云南发展森林康养产业的优势与不足②；刘纹卉、刘彦平从森林康养定义、相关学科研究结果、国内外森林康养实践等方面出发，探讨云南森林康养未来发展中需要注意的问题③；赵君、赵璟使用 SCP 范式来研究和探索云南森林康养的发展模式④；李甜江概述了中国森林康养产业的基本情况，从森林康养的内涵出发，探讨了云南省森林康养产业的发展途径⑤；马娅总结了云南森林康养产业发展的"六大市场需求"，表明云南发展森林康养具有强大的市场需求与潜力⑥。学者们从不同层面和角度对云南森林康养产业发展的现状进行分析，并针对发现的问题从多维度提出相应的对策建议，助力云南森林康养产业发展厚积薄发，不断迈上新台阶。

二 产业政策研究

国家高度重视发展森林康养产业，陆续出台了相关政策法规鼓励发展森林康养，不断将休闲养生、关注身体健康的观念普及到大众的生活

① 云南省人民政府. 擦亮生态底色 打造"绿色引擎"[EB/OL]. (2021-04-25) [2022-10-1]. https://www.yn.gov.cn/ztgg/hbdc/mtjj/202104/t20210425_221152.html.

② 付丽莎. 基于 SWOT 分析的云南省森林康养产业发展对策分析 [J]. 农村经济与科技, 2021, 32 (19): 83-85.

③ 刘纹卉, 刘彦平. 云南森林康养产业发展探析 [J]. 西南林业大学学报（社会科学）, 2019, 3 (06): 85-89.

④ 赵君, 赵璟. 基于 SCP 范式的云南森林康养产业成长模式研究 [J]. 山西农经, 2019 (05): 104-106.

⑤ 李甜江. 论云南森林康养业的发展 [C]//云南省科学技术协会, 中共普洱市委, 普洱市人民政府. 第七届云南省科协学术年会论文集——专题二：绿色经济产业发展. 云南省林业科学院, 2017: 4.

⑥ 马娅. 云南省森林康养产业发展对策探析 [J]. 中国林业经济, 2019 (02): 101-104+132.

中。云南省积极响应国家政策，利用丰富的森林资源积极建设森林康养基地，出台政策扶持产业发展，努力出谋划策，提出发展思路和规划，投入产业的实际发展中。

2013年，国务院发布的《关于促进健康服务业发展的若干意见》提出，在有条件的地区可以面向国内外市场，充分整合和利用当地特色养生资源及绿色生态资源，发展养生、医疗健康旅游；2016年，国家林业局印发的《林业发展"十三五"规划》指出，要重视森林康养和养老产业，对各类林业旅游景区、森林康养国际合作示范基地、森林康养及养老基地建设数量也分别提出了要求；2017年，国务院发布的《2017年中央一号文件》指出，要改善乡村旅游环境，森林康养公共服务设施条件要逐渐完备；2018年，国务院发布的《2018年中央一号文件》中提出要实施休闲农业和乡村旅游精品工程，建设富有特色的森林康养小镇、建立康养基地等；2018年，国务院印发《乡村振兴战略规划（2018—2022年）》，对提升养老服务能力和优先发展养老服务提出要求，开发农村康养产业项目；2019年，国务院发布的《2019年中央一号文件》中对发展森林康养产业提出了要充分发挥乡村各方面的资源优势，发展适应各群体需要的休闲旅游、保健养生、养老服务等产业；2019年，《关于促进森林康养产业发展的意见》出台，对森林康养产业提出了更详细、更全面的发展意见，指出到2050年，森林康养服务体系、国家森林康养基地建设、森林康养骨干人才队伍、森林康养理念的认识度等都要取得重大发展；2021年，中国林业产业联合会发布的《关于开展2021年国家级森林康养试点建设基地认定工作的通知》明确了2021年森林康养试点建设市、县（市）、乡（镇）及建设基地和"中国森林康养人家"的认定程序和认定标准。2022年，云南省林业和草原局发布的《云南省"十四五"林草产业发展规划》指出，到2025年，森林康养基地发展到200个（其中，国家森林康养基地10个），年生态旅游人次达1.1亿人次；森林人家300个，森林康养步道不少于5000公里，年综合产值达到200亿元。该规划重点指出森林康养将作为发展的重点领域之一，充分发挥云南省独特的资源禀赋，建设世界一流的"健康生活目的地"。

国家和云南省出台的相关政策法规对推动森林康养产业发展具有至关重要的意义，它为产业发展提供了有力保障，激发了产业发展活力，有利于促进产业转型升级、推进健康中国建设、培育云南经济发展新动力。

三 发展模式研究

云南省森林资源极其丰富，地形复杂多样，气候类型多样，具有发掘和探索适合云南发展森林康养产业的多种模式的潜力。赵勤等提出了建立滇东南森林康养发展模式的构想，为中国边疆少数民族地区森林康养发展提供了一种模式借鉴①；王世超等构建了滇西北森林温泉康养发展模式，给消费者带来了特别的文化和自然体验②；赵君、赵璟通过SWOT分析为云南磨盘山国家森林公园生态旅游的进一步开发提供了模式建议③；李甜江等通过调查分析，归纳了云南省森林康养产业发展的10个典型模式④。这些研究为云南省森林康养产业未来的发展提供了开发范式，是不断提高云南森林康养产业发展效率和效益的重要理论基础和实践路径。

四 发展对策研究

针对云南省森林康养的发展现状，很多学者提出了相关的发展对策或建议。如付丽莎强调云南森林康养产业发展需要从规范产业发展、加

---

① 赵勤，刘红位，李甜江，马建忠.边疆少数民族区域森林康养模式研究——以滇东南森林康养公园为例［J］.林业调查规划，2020，45（03）：178-182.
② 王世超，刘红位，李甜江，马建忠，巩全德.滇西北森林温泉康养模式研究［J］.西部林业科学，2020，49（02）：160-164.
③ 赵君，赵璟.云南磨盘山国家森林公园森林康养旅游SWOT分析及开发策略［J］.安徽农业科学，2019，47（13）：112-113+175.
④ 李甜江，马建忠，王世超，王琛.云南森林康养典型模式研究［J］.西部林业科学，2020，49（03）：60-65.

强资金人才引入、开发森林康养产品等方面入手①；刘纹卉、刘彦平提出了云南省森林康养产业发展应强化一个重点、实行两项政策、实施三项规划的发展建议②；赵君、赵璟以 SCP 范式为基础，提出了优化产业结构、加强政策对市场行为的规划和指导、提升市场绩效等方面的建议③；李甜江从编制规划、建设内容和保障制度等方面探讨发展途径④；马娅也在分析云南森林康养发展的市场需求和潜力的基础上提出了相应的对策和建议⑤。

总体来看，随着云南森林康养产业的不断发展，有关云南森林康养产业的研究成果也在不断增多，对促进云南森林康养产业的可持续发展、推进云南森林康养产业融合及升级发挥了重要作用。同时，我们也应充分认识到，虽然云南省森林康养产业发展研究取得了一定的成果，但也存在一些问题。例如：投入研究的学者不多，研究成果相对较少；解释性研究所占比例较大，实践性研究相对较少，研究的理论性相对缺乏；对森林康养的内涵认识存在偏差，导致学者在对发展现状进行分析的时候往往脉络不够清晰，研究范式不够统一，研究思路不够具体，提出的对策建议科学性和指导性不足；云南省森林康养产业发展相关统计数据缺乏、文献量不足、研究的深度和广度不够。

---

① 付丽莎. 基于 SWOT 分析的云南省森林康养产业发展对策分析 [J]. 农村经济与科技，2021，32（19）：83-85.

② 刘纹卉，刘彦平. 云南森林康养产业发展探析 [J]. 西南林业大学学报（社会科学），2019，3（06）：85-89.

③ 赵君，赵璟. 基于 SCP 范式的云南森林康养产业成长模式研究 [J]. 山西农经，2019（05）：104-106.

④ 李甜江. 论云南森林康养业的发展 [C]//云南省科学技术协会，中共普洱市委，普洱市人民政府. 第七届云南省科协学术年会论文集——专题二：绿色经济产业发展. 云南省林业科学院，2017：4.

⑤ 马娅. 云南省森林康养产业发展对策探析 [J]. 中国林业经济，2019（02）：101-104+132.

第四节　研究思路

本研究立足于云南打造世界一流"健康生活目的地"的基本前提和基本要求，坚持问题导向，采用实证分析方法，从基本理论构建着手，在理论指导下，按照"发现问题——分析问题——解决问题"的基本思路，以现状分析为切入点，以找准问题为关键，以提出发展思路及对策建议为核心，破解云南省森林康养产业发展的堵点、痛点和难点，寻求推进云南省森林康养产业高质量发展的一揽子解决方案。

首先，本研究从云南省森林康养产业发展条件和现状分析着手，通过构建指标体系，建立评价模型，对云南省森林康养产业竞争力进行评价，从而总结云南省森林康养产业发展的成效，找准其存在的不足。

其次，坚持市场需求为导向，通过宏观预测确定云南省森林康养产业发展的市场规模和市场结构，分析云南省森林康养产业发展的市场潜力。以消费者行为理论为指导，通过分析市场消费偏好和消费预期，引导云南省森林康养产业发展实施供给侧改革，进一步优化森林康养产品的供给结构和提升云南省森林康养产业的供给水平。

再次，对国内外森林康养产业发展先进地区进行比较分析和典型案例分析，发现云南省森林康养产业发展存在的差异和差距，归纳和总结先进地区在森林康养产业发展方面的成功经验，为云南省森林康养产业发展提供有益的启示，从而矫正和完善云南省森林康养产业发展思路，指导云南省森林康养产业的高质量发展。本研究技术路线如图1-1所示。

最后，针对云南森林康养产业发展的现状及存在的问题，结合市场需求及消费者的偏好和预期，在借鉴其他省份成功经验和有益启示的基础上，提出云南省森林康养产业的发展思路和对策，以促进云南省森林康养产业的可持续发展，为云南省打造世界一流"健康生活目的地"奠定基础和创造条件。

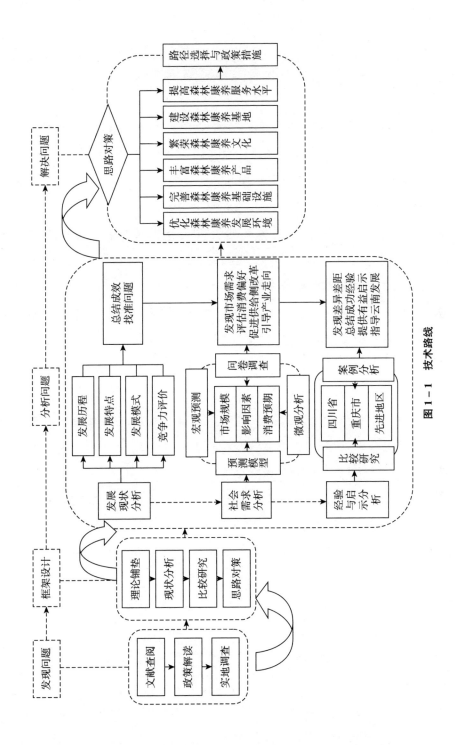

图1-1　技术路线

本章参考文献

［1］ 付丽莎．基于 SWOT 分析的云南省森林康养产业发展对策分析
［J］．农村经济与科技，2021，32（19）：83-85．

［2］ 刘纹卉，刘彦平．云南森林康养产业发展探析［J］．西南林业大学
学报（社会科学），2019，3（06）：85-89．

［3］ 赵君，赵璟．基于 SCP 范式的云南森林康养产业成长模式研究
［J］．山西农经，2019（05）：104-106．

［4］ 李甜江．论云南森林康养业的发展［C］//云南省科学技术协会，
中共普洱市委，普洱市人民政府．第七届云南省科协学术年会论文
集——专题二：绿色经济产业发展．云南省林业科学院，2017：4．

［5］ 马娅．云南省森林康养产业发展对策探析［J］．中国林业经济，
2019（02）：101-104+132．

［6］ 赵勤，刘红位，李甜江，马建忠．边疆少数民族区域森林康养模
式研究——以滇东南森林康养公园为例［J］．林业调查规划，
2020，45（03）：178-182．

［7］ 王世超，刘红位，李甜江，马建忠，巩合德．滇西北森林温泉康
养模式研究［J］．西部林业科学，2020，49（02）：160-164．

［8］ 赵君，赵璟．云南磨盘山国家森林公园森林康养旅游 SWOT 分析
及开发策略［J］．安徽农业科学，2019，47（13）：112-113+175．

［9］ 李甜江，马建忠，王世超，王琛．云南森林康养典型模式研究
［J］．西部林业科学，2020，49（03）：60-65．

［10］ 邓三龙．森林康养的理论研究与实践［J］．世界林业研究，2016，
29（6）：1-6．

［11］ 雷巍娥．森林康养概论［M］．北京：中国林业出版社，2016：9．

［12］ 蒲波，杨启智，刘燕．康养旅游：实践探索与理论创新［M］．成

都：西南交通大学出版社，2019：39-40.

[13] 姚明凤，邹再进.云南森林康养产业发展研究综述 ［J］.农村经济与科技.2022，33（13）：68-71.

[14] 文建军.关于推进青岛森林康养产业发展的探索与思考 ［J］.国土绿化，2021（08）：50-55.

第二章　森林康养相关概念与理论基础

第一节　基本概念界定

一　森林康养的内涵

全力推进生态文明建设，坚持山水林田湖草沙一体化保护和系统治理，加快构建以国家公园为主体的自然保护地体系，有力改善了生态环境，也为发展森林康养提供了良好的生态条件、资源基础。

森林康养以森林为根基、以健康为目的，是一种环境友好、资源节约型的生活方式、养生方式。在人口老龄化和亚健康化的大背景下，森林康养将大众健康、生态文明、经济社会发展等重大战略完美衔接，是"绿水青山就是金山银山"理念的有效实现形式。

迄今为止，森林康养虽然频繁出现在大众视野中，但尚未有完全统一、科学、清晰的定义。各国学者对森林康养概念的界定也各有不同，更多的是进行总体概念叙述。孙抱朴认为，森林康养将人类的生命意义作为基础，通过森林资源的多样性功能给予人们健康、保健的作用，诞生而成的新产业链具有生态经济意义。2016 年，四川省林业厅发布了《关于大力推进森林康养产业发展的意见》，指出所有需要依托森林等林业资源开展的现代服务业都可以称为森林康养产业。邓三龙则认为森林康养以人为本、以林为基、以养为要、以康为宿，受众很广，且适合所有的群体。^①吴后建等认为森林康养是开展以疗养、康复、保健、养生为主，并兼顾一系列有益人类身心健康的活动。^②吴兴杰认为森林康养以修身养性、延缓生命衰老为目的，提供康养服务活动。^③学者们对森林康养内涵的了解和研究，对推动森林康养内涵的完善具有重要意义和启示。

2019年，国家林业和草原局等部门联合发布的《关于促进森林康养产业发展的意见》指出，森林康养是以森林生态环境为基础，以促进大众健康为目的，利用森林生态资源、景观资源、食药资源和文化资源并与医学、养生学有机融合，开展保健养生、康复疗养、健康养老的服务活动。^④森林康养产业涉及养老、养生、旅游、文化等多个行业，是一项对资源、资金、人才、技术要求高的创新产业，具有广阔的市场前景。

对森林以及对在脆弱生态系统中的森林的可持续管理和资源利用，是应对气候变化和增进今世后代福祉的关键。森林在扶贫减贫和实现可持续发展目标方面也发挥着至关重要的作用。森林中影响人的身体健康的因素有很多，例如：植物精气，能增强森林空气带给人的舒适感和保健功能，也对呼吸道疾病的治疗效果十分显著；森林环境中的空气负氧离子含量高，有益于人的身体健康。森林可提供健康的环境，其不可替代性不容忽视。

二　森林康养发展起源

森林康养作为重要的国际养生形态，起源于20世纪的德国，学者

① 邓三龙. 森林康养的理论研究与实践［J］. 世界林业研究，2016，29（06）：1-6.
② 吴后建，但新球，刘世好，舒勇，曹虹，黄琰，卢立. 森林康养：概念内涵、产品类型和发展路径［J］. 生态学杂志，2018，37（07）：2159-2169.
③ 吴兴杰. 森林康养新业态的商业模式［J］. 商业文化，2015（31）：9-25.
④ 国家林业和草原局，民政部，国家卫生健康委员会，国家中医药管理局. 关于促进森林康养产业发展的意见［DB/OL］.（2019-03-06）［2022-10-1］. http://bgs. satcm. gov. cn/zhengcewenjian/2019-03-20/9349. html.

们利用"森林意义"和"森林效益"表示了对森林在非木材功能方面的关注,即森林多功能利用。[①] 德国首次以森林浴的形式开创了森林康养基地,使公民的健康水平得到提高,因此受到了认可。森林康养在美国、日本、韩国等逐渐盛行,出现了新的概念,相关理论开始完善,森林康养的发展模式不断得到丰富。[②] 20 世纪 50 年代,美国建成了先进的森林康养体验园区,其先进的养生理念及配套的服务设施给消费者带来了良好的体验。日本于 1982 年开始发展森林浴,随着"森林浴"不断得到市场认可及其形式日趋完善,1999 年日本森林协会提出新概念——"森林疗养",成为日本森林康养发展的起源。[③] 1982 年,韩国受日本"森林浴"影响,提出建设"自然休养林"的计划。1988 年,韩国第一处"自然休养林"开始建造并使用,由此开始发展森林康养产业。

中国森林康养产业的发展,追溯起来最早应该是在台湾地区。自 1965 年以来,台湾地区陆续建成了 30 多处风景优美的森林公园以及 40 多处受消费者青睐的森林浴场所,有大量的居民常在这些场所体验森林康养项目,修身养性、保健疗养。20 世纪 80 年代,中国大陆地区开始陆续发展森林康养产业,主要形式为森林浴。进入 21 世纪后,绿色发展理念不断深入人心,各地不断开展森林康养产业的实践,其受重视程度呈螺旋式上升。

2015 年首批全国森林康养基地试点建设工作的启动,标志着国家森林康养产业实践的正式开始,相关产业体系的构建和发展也进入了探索和实践阶段。由于国内森林康养的实践起步较晚,目前中国的森林康养产业发展仍处于初级阶段,虽然与之相关的研究如火如荼,但有影响力的成果偏少,特别是在产业政策、行业规范、市场培育、产品开发等

---

① ENDRES M. Handbuch der Forstpolitik mit besonderer Be ricksichtigung der Gesetzgebungund Statistik [M]. Springer Berlin Heidelberg, 1905: 349-352.

② LI Q. Forest Medicine [M]. New York: Nova Science Publishers, 2012: 25-34.

③ MIYAZAKI Y, IKEI H, SONG C. Forest medicine research in Japan [J]. Nihon Eiseigaku Zasshi, 2014, 69 (2): 122-135.

行业发展亟待解决的问题方面，学界还缺乏前瞻性和系统性的思考。

三　健康生活目的地

根据《云南省"十四五"打造"健康生活目的地"发展规划》，"健康生活目的地"是指以优质的自然、生态、人文为基底，以满足云南人民群众和四面八方来客对健康精神生活、物质生活的向往和需求为目标，以塑造健康生活空间、传递健康生活理念、打造健康生活方式、发展健康生活产业、丰富健康生活业态为手段，以构建健康产业集群为支撑，以提供多样化的健康产品和服务为内容，"打造人人全面健康的美好生活空间"。

打造"健康生活目的地"是云南落实"健康中国"战略的重大举措，推动产业转型升级的创新路径，展示"七彩云南"的亮丽名片，推动经济社会高质量发展的强大引擎。

第二节　相关理论支撑

21世纪初，森林康养在中国还是一个新鲜的概念。至2021年，中国森林康养年接待游客近5亿人次。这10年来，全国各类型森林康养基地增至4000余家，成为新时期林草行业发展新业态。森林康养作为森林生态服务价值实现的一种新方式，完美诠释了优良生态环境带来的巨大发展优势——提供更好更丰富的优质生态产品，满足人民日益增长的美好生活需要，让人们在绿水青山中共享自然之美、生命之美、生活之美。在国家战略全方位的支持下，森林康养产业依托相关理论蓬勃发展。

一　可持续发展理论

可持续发展战略是指既满足当代人的需要，又不对后代人满足其需要的能力构成危害的发展，以公平性、持续性、共同性为三大基本原则。可持续发展理论的最终目的是达到共同、协调、公平、高效、多维的发展。

当今世界面临人口、资源、环境和发展一系列重大问题。可持续发展概念是在人类深刻认识环境与资源的可持续能力基础上提出的。它源于环境保护，又是人类对传统发展模式的反思。可持续发展理论认为：人类是自然的一部分，人类与自然界是不可分割的整体，人类必须与自然协调才能持续生存，它否认人与自然的对立，承认自然的价值和权利。可持续发展理论的出现与人类的生存环境密不可分，是生态与社会共同发展的需求。

在具体内容方面，可持续发展涉及可持续经济、可持续生态和可持续社会三方面的协调统一，要求人类在发展中讲究经济效率、关注生态和谐和追求社会公平，最终达到人的全面发展。这表明，可持续发展理论已经超越了单纯的环境保护。它将环境问题与发展问题有机地结合起来，已经成为一个有关社会经济发展的全面性战略。

二 波特竞争优势理论

竞争优势就是企业在特定的业务经营中所具有的能够超越或优于竞争对手的方面，这些"超越"的根本在于企业能够比竞争对手向消费者提供更高的价值，具体表现为同等价值条件下的低成本或同等成本条件下的高价值，而且这些"超越"还必须能够保证企业在一定时期内获得的利润水平高于本行业的平均水平。

波特钻石模型（Michael Porter Diamond Model），又称菱形理论、国家竞争优势理论。由哈佛大学商学研究院迈克尔·波特提出，波特的钻石模型用于分析一个国家某种产业为什么会在国际上有较强的竞争力，他认为，一个国家某种产业竞争力的高低取决于四个因素：生产要素，需求条件，相关及支持产业，企业战略、结构和同业竞争。这四个要素之间彼此两两产生双向作用。除了四大要素外，还存在两种外部力量：

政府与机遇。以上要素共同形成了钻石体系（见图2-1）。

从波特钻石模型框架图可以看出，它是一个动态的理论体系，每个要素都会影响到其他因素的表现。

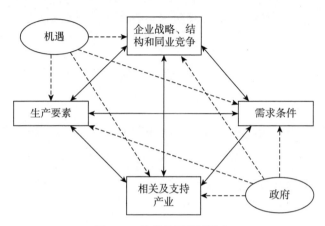

图 2-1　波特钻石模型框架

三　产业生命周期理论

如同生命体一样，产业也具有生命周期，它要经历形成期、成长期、成熟期和衰退期，产业生命周期是产业发展内外因素综合作用的结果，对一个地区或国家产业发展具有重要的影响。产业生命周期理论源于市场营销学的产品生命周期，是 20 世纪 70 年代以后才逐步兴起的。产业生命周期理论与产品生命周期理论有区别，但产品生命周期理论的许多研究成果都可以为产业生命周期理论所借鉴。

产业生命周期各阶段有不同的特征。第一阶段为形成期，在这一阶段，由于新产业刚刚诞生或初建不久，具有高风险低收益的特征。第二阶段为成长期，在这一时期，企业逐渐主导市场，往往是较大的企业，其资本结构比较稳定，高风险高收益是其特点。第三阶段为成熟期，产业的成熟阶段是一个相对较长的时期。这一时期的特征表现为市场增长率不高，需求增长率不高，技术上已经成熟，行业特点、行业竞争状况及用户特点非常清楚和稳定，行业盈利能力下降，新产品和产品的新用途开发更为困难，行业进入壁垒很高。第四阶段为衰退期，这一时期的特征为市场增长率下降，需求下降，产品品种及竞争者数目减少。从衰退的原因来看，可能有四种类型的衰退，它们分别是：资源型衰退、效率型衰退、收入低弹性衰退、聚集过渡性衰退。

本章参考文献

［1］ ENDRES M. Handbuch der Forstpolitik mit besonderer Be ricksichtigung der Gesetzgebungund Statistik ［M］. Springer Berlin Heidelberg，1905：349-352.

［2］ LI Q. Forest Medicine ［M］. New York：Nova Science Publishers，2012：25-34.

［3］ MIYAZAKI Y，IKEI H，SONG C. Forest medicine research in Japan ［J］. Nihon Eiseigaku Zasshi，2014，69（2）：122-135.

［4］ 陈柳钦. 林业经营理论的历史演变 ［J］. 中国地质大学学报（社会科学版），2007（2）：50-56.

［5］ 陈晓丽. 森林疗养功效及应用案例研究：以日本、韩国为例 ［J］. 绿色科技，2017（15）：234-236.

［6］ 邓三龙. 森林康养的理论研究与实践 ［J］. 世界林业研究，2016，29（06）：1-6.

［7］ 国家林业和草原局，民政部，国家卫生健康委员会，国家中医药管理局. 关于促进森林康养产业发展的意见 ［DB/OL］.（2019-03-06）［2022-10-1］. http：//bgs. satcm. gov. cn/zhengcewenjian/2019-03-20/9349. html.

［8］ 四川省林业厅. 关于大力推进森林康养产业发展的意见 ［DB/OL］.（2016-05-26）［2022-09-11］. http：//lyj. my. gov. cn/xdlycy/5065671. html.

［9］ 孙抱朴 . 森林康养是新常态下的新业态、新引擎 ［J］. 商业文化，
　　　2015（19）：92-93.

［10］ 吴后建，但新球，刘世好，舒勇，曹虹，黄琰，卢立 . 森林康养：
　　　概念内涵、产品类型和发展路径 ［J］. 生态学杂志，2018，37
　　　（07）：2159-2169.

［11］ 吴兴杰 . 森林康养新业态的商业模式 ［J］. 商业文化，2015
　　　（31）：9-25.

［12］ 杨欢，陈志权，范金虎 . 森林医学发展历程和前景及其对疾病的
　　　预防作用 ［J］. 世界林业研究，2019，32（04）：29-33.

［13］ 云南省人民政府 . 2018 年政府工作报告 ［R/OL］.（2018-02-02）
　　　［2022-08-28］. http：//www. yn. gov. cn/zwgk/zfxxgk/zfgzbg/201902/
　　　t20190226_147536. html.

［14］ 张胜军 . 国外森林康养业发展及启示 ［J］. 中国林业产业，2018
　　　（05）：76-80.

［15］ 张洋，林楠，吴成亮 . 我国森林康养产业的供需前景分析 ［J］.
　　　中南林业科技大学学报（社会科学版），2019，13（01）：89-95.

［16］ 姚明凤，邹再进 . 云南森林康养产业发展研究综述 ［J］. 农村经
　　　济与科技 . 2022，33（13）：68-71.

第三章　云南省森林康养产业发展条件分析

云南省森林康养产业目前处于起步阶段，其丰富的森林资源成为发展森林康养产业的天然优势，发挥和利用资源优势势在必行。"十三五"期间，云南省以大工程带动大绿化，大绿化带动大发展。2016～2020年，完成营造林3847.7万亩，退耕还林还草和陡坡地生态治理1286.7万亩，石漠化综合治理538.36万亩，防护林建设60.9万亩，年均义务植树1亿株以上。[①] 相关政府部门所起到的作用也不容小觑，"十三五"期间，云南省林草部门进一步落实森林康养基地建设标准，积极践行"绿水青山就是金山银山"理念，努力探索生态产品价值实现路径，大力推进林草产业高质量发展，产业规模达到2771亿元，林草就业人数达到135万人。[②] 由西南林业大学生态旅游学院、中国科学院地理科学与资源研究所、中国林学会咨询部共同开展的"森林体验与森林养生"社会调查的报告显示，98%的公众希望走进森林、亲近自然；93%的公众愿意接受森林养生服务，由此可见，森林养生市场前景非常广阔。[③]

[①] 云南省人民政府．擦亮生态底色 打造"绿色引擎"［EB/OL］.（2021－04－25）［2022－10－1］. https://www.yn.gov.cn/ztgg/hbdc/mtjj/202104/t20210425_221152.html.

[②] 云南省林业和草原局．云南省"十四五"林草产业发展规划［EB/OL］.（2022－01－26）［2023－09－15］. https://lcj.yn.gov.cn/html/2022/fazhanguihua_0126/65202.html.

[③] 陈元贞．西南林业大学森林康养研究院成立［EB/OL］.（2020－01－13）［2022－05－09］. http://base.ftourcn.com/sf_BF93DE265EAD40AE85DECD7D4551D24C_275_6FFD3590142.html.

无论是云南省先天具有的丰富森林资源，还是相关政府部门的大力支持与森林养生的广阔市场前景，均对云南省森林康养产业的发展意义重大。

第一节　云南森林康养产业发展的资源条件

2018 年的云南省政府工作报告中提出要全力打造世界一流"三张牌"，包括"绿色食品""绿色能源""健康生活目的地"，其中打造"健康生活目的地"这张牌需聚焦以"文、游、医、养、体、学、智"为主要内容的全产业链，推动建设国际型康养旅游示范区，将云南建设为真正的"健康生活目的地"。其中，康养产业是建设"健康生活目的地"的重要基础和中坚力量。云南省大力推进森林康养产业发展可将本省生态资源优势转化为巨大的产业优势，也可为周边相关产业带来全新的发展机遇。

一　森林资源条件

森林是人类最初的家园，是人类健康最可靠的庇护所，是维护生态平衡的基础性资源，它不仅可以为人们提供清新的空气、干净的水质、宁静的环境和负氧离子，还可以分泌多种植物精气，具有抗肿瘤、降血压、舒缓疼痛的作用，迎合了人们旅居康养的需求。云南省生物和森林类型多样，热带、亚热带、温带、寒温带等植物类型都有分布。云南省还被称为"植物王国""世界花园""生物基因宝库"。截至 2021 年末，云南全省森林面积 2493.58 万公顷，森林蓄积量 20.67 亿立方米，森林覆盖率达到 65%，[①] 均居全国前列，这既为云南省生态文明建设创造了得天独厚的优势，也为云南省以森林康养产业发

① 中华人民共和国国家统计局.中国统计年鉴 2022［M］.北京：中国统计出版社，2022：263.

展为抓手打造"健康生活目的地"创造了条件。2021年，云南省各州（市）森林面积、森林覆盖率、林地面积统计见表3-1和表3-2，森林蓄积量统计见图3-1。

（一）昆明市

昆明市是云南省省会，全市下辖6个区、7个县、1个县级市。昆明市森林面积为1106912.23hm²，森林覆盖率为52.62%，有林地面积为1045118.21hm²，有林地覆盖率为49.68%，森林蓄积量为6057万立方米。[①] 昆明市林地面积为1131769.42hm²。其中：乔木林地971877.03hm²，占85.87%；竹林地3711.82hm²，占0.33%；灌木林地114790.02hm²，占10.14%；其他林地41390.55hm²，占3.66%。禄劝、寻甸、宜良3个县林地面积较大，占全市林地的48.68%。[②] 昆明市林地主要优势树种有云南松、针叶混交林、华山松、灌木林、油杉、栎木、观赏性樱花树、板栗树和桤木。昆明市年均降水量为867.00mm，年均气温为16.70℃。

（二）曲靖市

曲靖市森林面积为1450083.91hm²，森林覆盖率为50.10%，有林地面积为1252608.39hm²，有林地覆盖率为43.28%，森林蓄积量为6774万立方米。曲靖市林地面积为1511297.73hm²。其中：乔木林地1214261.81hm²，占80.34%；竹林1929.81hm²，占0.13%；灌木林地242998.23hm²，占16.08%；其他林地52107.88hm²，占3.45%。宣威、会泽林地面积较大，占全市林地的42%。[③] 曲靖市林地主要优势树种有云南松、针阔混交林、华山松、灌木林和栎木。曲靖市年均降水量为323.26mm，年均气温为14.30℃。

[①] 昆明市人民政府网. 昆明市第三次全国国土调查主要数据公报［R/OL］.（2022-05-10）［2022-7-23］. https://www.km.gov.cn/c/2022-05-10/4370769.shtml.

[②] 昆明市林业和草原局. 昆明森林覆盖率达到52.62%［DB/OL］.（2021-01-08）［2022-7-23］. https://lcj.km.gov.cn/c/2021-01-08/3803616.shtml.

[③] 曲靖党务公开网. 曲靖市第三次全国国土调查主要数据公报［R/OL］.（2022-04-07）［2022-7-23］. http://www.qjdwgk.gov.cn/content/2022-04-07/content_ 668518.html.

（三）玉溪市

玉溪市森林面积为958798.25hm²，森林覆盖率为64.06%，有林地面积为844693.94hm²，有林地覆盖率为56.44%，森林蓄积量为6187万立方米。玉溪市林地面积为987743.69hm²。其中：乔木林地821984.62hm²，占83.22%；竹林地18095.11hm²，占1.83%；灌木林地133338.14hm²，占13.50%；其他林地14325.82hm²，占1.45%。林地主要分布在新平、元江、峨山、易门，占全市林地面积的77.08%。[①] 玉溪市林地主要优势树种有云南松、针阔混交林、华山松、橙子树、油杉、桤木和栎木。玉溪市年均降水量为1051.20mm，年均气温为16.50℃。

（四）保山市

保山市森林面积为1331409.19hm²，森林覆盖率为69.83%，有林地面积为1231904.44hm²，有林地覆盖率为64.61%，森林蓄积量为1.24亿立方米。保山市林地面积为1314832hm²。其中：乔木林地1164441hm²，占88.56%；竹林地6423hm²，占0.49%；灌木林地103103hm²，占7.84%；其他林地40865hm²，占3.11%。[②] 保山市林地主要优势树种有云南松、针阔混交林、栎木、杉木和茶树。保山市年均降水量为1808.04mm，年均气温为17.20℃。

（五）昭通市

昭通市森林面积为1060233.99hm²，森林覆盖率为47.22%，有林地面积为843060.34hm²，有林地覆盖率为37.55%，森林蓄积量为5327万立方米。[③] 昭通市林地面积为1282836.20hm²。其中：乔木林地935741.02hm²，占72.94%；竹林地27834.89hm²，占2.17%；灌木林

[①] 玉溪网.玉溪第三次全国国土调查主要数据公报出炉［R/OL］.（2022-04-24）［2022-7-23］.http://www.yuxi.cn/c/2022/04/24/358815.shtml.

[②] 保山市人民政府.保山市第三次全国国土调查主要数据公报［DB/OL］.（2022-04-29）［2022-7-23］.http://www.baoshan.gov.cn/info/1076/142338.html.

[③] 昭通市人民政府.昭通市第三次全国国土调查主要数据公报［DB/OL］.（2022-10-13）［2022-10-15］.http://www.zt.gov.cn/lanmu/xwzx/contents/15/210999.html.

地 300449.75hm²，占 23.42%；其他林地 18810.54 公顷 hm²，占 1.47%。昭通市年均降水量为 823.50mm，年均气温为 13.10℃。昭通市森林地类主要是乔木林地和灌木林地，昭通市林地主要优势树种有云南松、针阔混交林、杉木、漆树、苹果树和华山松。

（六）丽江市

丽江市森林面积为 1483651.08hm²，森林覆盖率为 72.14%，有林地面积 1332663.86hm²，有林地覆盖率为 64.80%，森林蓄积量为 1.25 亿立方米。丽江市林地面积为 1523549.88hm²。其中：乔木林地 1308628.30hm²，占 85.90%；竹林地 684.12hm²，占 0.04%；灌木林地 172665.59hm²，占 11.33%；其他林地 41571.87hm²，占 2.73%。玉龙纳西族自治县、宁蒗彝族自治县林地面积较大，占全市林地的 61.75%。[①] 丽江市林地主要优势树种有云南松、针阔混交林、栎木、高山松、苹果树和桃树。丽江市年均降水量为 910.90mm，年均气温为 17.50℃。

（七）普洱市

普洱市森林面积为 3303883.13hm²，森林覆盖率为 74.59%，有林地面积为 3117506.38hm²，有林地覆盖率为 70.38%。森林蓄积量为 3.0 亿立方米，普洱市林地面积为 3239114.99 hm²。其中：乔木林地 3104001.84hm²，占 95.83%；竹林地 27863.79hm²，占 0.86%；灌木林地 68174.99hm²，占 2.10%；其他林地 39074.37hm²，占 1.21%。景谷、澜沧 2 个县林地面积较大，占全市林地的 37.81%。[②] 普洱市林地主要优势树种有思茅松、针叶混交林、桉树、栎木、木荷、茶树和核桃树。

[①] 丽江市人民政府. 云南省丽江市第三次全国国土调查主要数据公报 ［DB/OL］. （2022－04－27）［2022－7－23］. http://www.lijiang.gov.cn/ljsrmzf/c102156/202204/e719d62f9fc04f63a5049e56388b4296.shtml.

[②] 普洱市人民政府. 普洱市第三次全国国土调查主要数据公报 ［DB/OL］. （2022－05－20）［2022－7－23］. http://www.puershi.gov.cn/info/egovinfo/1001/xxgk_content/1013－/2022－0520001.html.

普洱市年均降水量为 1125.40mm，年均气温为 14.10℃。

（八）临沧市

临沧市森林面积为 1658207.24hm²，森林覆盖率为 70.20%，有林地面积 1528026.20hm²，有林地覆盖率为 64.69%，森林蓄积量为 1.17亿立方米。临沧市林地面积为 1384805.39 hm²。其中：乔木林地1254787.31hm²，占 90.61%；竹林地 24170.76hm²，占 1.75%；灌木林地 84374.09hm²，占 6.09%；其他林地 21473.23hm²，占 1.55%。临沧市林地分布相对均匀，面积较大的是耿马自治县和云县，占全市林地总面积的29.64%。① 临沧林地主要优势树种有阔叶混交林、云南松、华山松、油松、桤木和茶树。临沧市年均降水量为 1366mm，年均气温为 19.60℃。

（九）楚雄彝族自治州（简称楚雄州）

楚雄州森林面积为 1994300.32hm²，森林覆盖率为 70.01%，有林地面积为 1854418.33hm²，有林地覆盖率为 65.10%，森林蓄积量为1.26亿立方米。楚雄州林地面积为 2063842.39 hm²。其中：乔木林地1749028.19hm²，占 84.75%；竹林地 1066.93hm²，占 0.05%；灌木林地 278233.98hm²，占 13.48%；其他林地 35513.29hm²，占 1.72%。楚雄市、双柏县、大姚县、禄丰市等 4 个县（市）林地面积较大，占全州林地的58.31%。② 楚雄州林地主要优势树种有针阔混交林、云南松、栎木、桉树、油杉和板栗树。楚雄州年均降水量为 681.60mm，年均气温为 17.40℃。

（十）红河哈尼族彝族自治州（简称红河州）

红河州森林面积为 1845345hm²，森林覆盖率为 57.32%，有林地面积为 1604938.26hm²，有林地覆盖率为 49.85%，森林蓄积量为 1.09 亿

---

① 临沧自然资源和规划局.临沧市第三次全国国土调查主要数据公报［DB/OL］.（2022-05-27）［2022-7-23］.http://www.lincang.gov.cn/info/1322/66261.html.

② 楚雄彝族自治州人民政府.楚雄州第三次全国国土调查主要数据公报［DB/OL］.（2022-04-24）［2022-7-23］.http://www.cxz.gov.cn/info/1031/42486.html.

立方米。红河州林地面积为 1848050.85 hm²。其中：乔木林地 1484994.46hm²，占 80.35%；竹林地 15120.97hm²，占 0.82%；灌木林地 276296.92hm²，占 14.95%；其他林地 71638.50hm²，占 3.88%。全州林地于金平、绿春、石屏 3 个县分布最多，占全州林地面积的 35.29%，泸西县最少，仅占全州林地面积的 3.49%。[①] 红河州林地主要优势树种有杉木、云南松、桉树、针阔混交林、桃树、栎木和桦树。红河州年均降水量为 818mm，年均气温为 17.30℃。

（十一）文山壮族苗族自治州（简称文山州）

文山州森林面积为 1579650.05hm²，森林覆盖率为 50.29%，有林地面积为 1216031.41hm²，有林地覆盖率为 38.71%，森林蓄积量为 6500 万立方米。文山州林地面积为 2000855.36hm²。其中：乔木林地 1279964.77hm²，占 63.97%；竹林地 1327.15hm²，占 0.07%；灌木林地 560455.05hm²，占 28.01%；其他林地 159108.39hm²，占 7.95%。广南、富宁、丘北 3 个县林地面积较大，分别占全州林地的 25.63%、19.92%、15.34%。[②] 文山州林地主要优势树种有油杉、针阔混交林、云南松、桉树、栎木、华盖木、苹果树、梨树和桃树。文山州年均降水量为 854.40mm，年均气温为 18.70℃。

（十二）西双版纳傣族自治州（简称西双版纳州）

西双版纳州森林面积为 1555004.76hm²，森林覆盖率为 81.34%，有林地面积为 1462071.67hm²，有林地覆盖率为 76.48%，森林蓄积量为 1.93 亿立方米。[③] 西双版纳州林地面积为 1077645.38hm²。其中：乔

---

① 红河哈尼族彝族自治州人民政府．红河州第三次全国国土调查主要数据公报［DB/OL］．（2022－04－26）［2022－7－23］．http://www.hh.gov.cn/szhh/gsgg/202204/t20220426_581893.html.

② 文山壮族苗族自治州人民政府．文山州第三次全国国土调查主要数据公报［DB/OL］．（2022－04－21）［2022－7－23］．http://www.ynws.gov.cn/info/1125/294287.html.

③ 西双版纳傣族自治州人民政府．西双版纳傣族自治州第三次全国国土调查主要数据公报［DB/OL］．（2022－07－25）［2022－7－29］．https://www.xsbn.gov.cn/xsbnzgtzyj/19727.news.detail.dhtml? news_id=2855585.

木林地 1023271.08hm²，占 94.95%；竹林地 10047.21hm²，占 0.94%；灌木林地 24252.19hm²，占 2.25%；其他林地 20074.90hm²，占 1.86%。西双版纳州年均降水量为 1500mm，年均气温为 29.70℃。西双版纳州森林地类主要是乔木林地，西双版纳州林地主要优势树种有橡胶树、茶树、阔叶混交林、思茅松。

（十三）大理白族自治州（简称大理州）

大理州森林面积为 1854975.43hm²，森林覆盖率为 65.51%，有林地面积为 1749551.37hm²，有林地覆盖率为 61.78%，森林蓄积量为 1.2 亿立方米。大理州林地面积为 1874565.75 hm²。其中：乔木林地 1643857.16hm²，占 87.69%；竹林地 508.44hm²，占 0.03%；灌木林地 192730.40hm²，占 10.28%；其他林地 37469.75hm²，占 2.00%。[1] 大理州林地主要优势树种有云南松、栎木、针阔混交林、油杉、桉树、扭曲云南松和核桃树。大理州年均降水量为 1240.08mm，年均气温为 23.40℃。

（十四）德宏傣族景颇族自治州（简称德宏州）

德宏州森林面积为 802635.24hm²，森林覆盖率为 71.84%，有林地面积为 783269.21hm²，有林地覆盖率为 70.11%，森林蓄积量为 8533 万立方米。德宏州林地面积为 796940hm²。其中：乔木林地 726998hm²，占 91.22%；竹林地 13541hm²，占 1.70%；灌木林地 16347hm²，占 2.05%；其他林地 40054hm²，占 5.03%。盈江县、芒市 2 个县（市）林地面积较大，占全州林地的 67.51%。[2] 德宏州林地主要优势树种有针阔混交林、杉木、云南松和滇青冈。德宏州年均降水

---

① 大理白族自治州人民政府．大理州第三次全国国土调查主要数据公报［DB/OL］．（2022-05-19）［2022-7-23］. http://www.yndali.gov.cn/dlrmzf/xxgkml/202205/938a37a7cf524f52980 23257e08a9355.shtml.

② 德宏傣族景颇族自治州人民政府．德宏第三次全国国土调查主要数据公报［DB/OL］. （2022-04-26）［2022-7-23］. http://www.dh.gov.cn/gtj/Web/_F0_0_4YMXH2F3F4FD745 8D6524D2AA0.html.

量为 2655.50mm，年均气温为 19.50℃。

（十五）怒江傈僳族自治州（简称怒江州）

怒江州森林面积为 1150795.61hm²，森林覆盖率为 78.90%，有林地面积为 1024647.82hm²，有林地覆盖率为 70.25%，森林蓄积量为 1.86 亿立方米。怒江州林地面积为 1162884.48hm²。其中：乔木林地 1000379.29hm²，占 86.02%；竹林地 1514.2hm²，占 0.13%；灌木林地 119613.58hm²，占 10.29%；其他林地 41377.41hm²，占 3.56%。全州贡山自治县、兰坪自治县林地面积较大，占全州林地的 58.54%。[①] 怒江州林地主要优势树种有云南松、华山松、针阔混交林和栎木。怒江州年均降水量为 4053.60mm，年均气温为 24.10℃。

（十六）迪庆藏族自治州（简称迪庆州）

迪庆州森林面积为 1799922.81hm²，森林覆盖率为 77.63%，有林地面积为 1515941.85hm²，有林地覆盖率为 65.38%，森林蓄积量 2.71 亿立方米。[②] 迪庆林地面积 1768234.5hm²。其中：乔木林地 1495999.87hm²，占 84.60%；竹林地 169.39hm²，占 0.01%；灌木林地 203856.88hm²，占 11.53%；其他林地 68208.36hm²，占 3.86%。迪庆州年均降水量为 937mm，年均气温为 13.60℃。迪庆州森林地类主要是乔木林地，迪庆州林地主要优势树种有高山松、针阔混交林、铁杉、云南松、板栗树、桃树、辣木、漆树和滇楸。

---

① 怒江傈僳族自治州人民政府 . 怒江州第三次全国国土调查主要数据公报 ［DB/OL］.（2022－05－20）［2022－7－23］. https://www. nujiang. gov. cn/xxgk/741450594/info/2022－195779. html.

② 迪庆自然资源和规划资讯 . 迪庆州第三次全国国土调查主要数据图解 ［R/OL］.（2022－06－01）［2022－7－23］. https://mp. weixin. qq. com/s? ＿＿biz ＝ MzI3MjYxNDEwMA ＝ ＝ &mid ＝ 2247484883&idx ＝ 1&sn ＝ 30be41d82ff34834da887b398f3e7a5a&chksm ＝ eb2e9268dc591b7ee1f06e65ed5afc6788fc68636c6ff4eaa244f8d9b81fa9c308bbc36f8594&scene ＝ 27.

表 3-1　2021 年云南省各州（市）森林面积、覆盖率统计

单位：hm², %

统计单位	森林面积	森林覆盖率	有林地	
			面积	覆盖率
全省	24935808.79	65.00	22406451.75	58.44
昆明市	1106912.23	52.62	1045118.21	49.68
曲靖市	1450083.91	50.10	1252608.39	43.28
玉溪市	958798.25	64.06	844693.94	56.44
保山市	1331409.19	69.83	1231904.44	64.61
昭通市	1060233.99	47.22	843060.34	37.55
丽江市	1483651.08	72.14	1332663.86	64.80
普洱市	3303883.13	74.59	3117506.38	70.38
临沧市	1658207.24	70.20	1528026.20	64.69
楚雄州	1994300.32	70.01	1854418.33	65.10
红河州	1845345.00	57.32	1604938.26	49.85
文山州	1579650.05	50.29	1216031.41	38.71
西双版纳州	1555004.76	81.34	1462071.67	76.48
大理州	1854975.43	65.51	1749551.37	61.78
德宏州	802635.24	71.84	783269.21	70.11
怒江州	1150795.61	78.90	1024647.82	70.25
迪庆州	1799922.81	77.63	1515941.85	65.38

资料来源：《中国统计年鉴 2021》及云南省各州（市）人民政府官网。

表 3-2　2021 年云南省各州（市）林地面积统计

单位：hm²

统计单位	林地面积	乔木林地	竹林地	灌木林地	其他林地
昆明市	1131769.42	971877.03	3711.82	114790.02	41390.55
曲靖市	1511297.73	1214261.81	1929.81	242998.23	52107.88
玉溪市	987743.69	821984.62	18095.11	133338.14	14325.82
保山市	1314832.00	1164441.00	6423.00	103103.00	40865.00
昭通市	1282836.20	935741.02	27834.89	300449.75	18810.54
丽江市	1523549.88	1308628.30	684.12	172665.59	41571.87

统计单位	林地面积	乔木林地	竹林地	灌木林地	其他林地
普洱市	3239114.99	3104001.84	27863.79	68174.99	39074.37
临沧市	1384805.39	1254787.31	24170.76	84374.09	21473.23
楚雄州	2063842.39	1749028.19	1066.93	278233.98	35513.29
红河州	1848050.85	1484994.46	15120.97	276296.92	71638.50
文山州	2000855.36	1279964.77	1327.15	560455.05	159108.39
西双版纳州	1077645.38	1023271.08	10047.21	24252.19	20074.90
大理州	1874565.75	1643857.16	508.44	192730.40	37469.75
德宏州	796940.00	726998.00	13541.00	16347.00	40054.00
怒江州	1162884.48	1000379.29	1514.20	119613.58	41377.41
迪庆州	1768234.50	1495999.87	169.39	203856.88	68208.36

资料来源：云南省各州（市）人民政府官网。

　　云南省各州（市）有着得天独厚的地理环境、气候条件及丰富的森林资源（见图3-1和图3-2），为森林康养产业的发展奠定了坚实的生态环境基础。根据森林康养基地建立的标准，森林康养基地区域内森林总面积不少于500公顷，森林覆盖率大于50%，景观资源丰富，气候条件适宜。

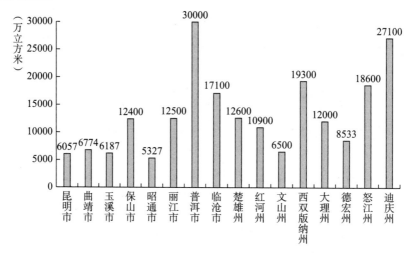

图3-1　2021年云南省各州（市）森林蓄积量统计
资料来源：云南省各州（市）人民政府官网。

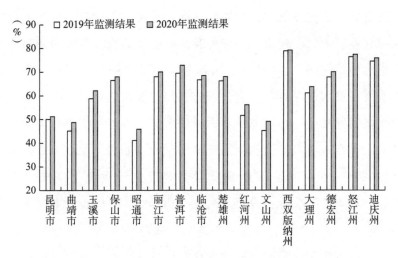

图 3-2　2019~2020 年云南省各州（市）森林覆盖率变化

资料来源：云南省各州（市）人民政府官网。

从森林资源状况和气候条件两个维度来看，云南省 16 个州（市）中，昆明市、文山州、西双版纳州、普洱市、玉溪市、曲靖市、保山市、丽江市、临沧市、红河州、怒江州、大理州、德宏州、楚雄州的森林资源丰富和气候条件适宜，这 14 个州（市）比较适合发展森林康养产业。迪庆州虽然有着丰富的森林资源，但迪庆州的气候属温带-寒温带气候，年平均气温 4.7℃~16.5℃，年极端最高气温 25.1℃，最低气温-27.4℃。立体气候明显，有"一山分四季，十里不同天"的说法，所以不适合发展森林康养产业。昭通市是一个典型的山区大市、人口大市，森林覆盖率低于全省 17.78 个百分点，自然环境条件较差，并且昭通市 97% 以上是山地，立体气候十分突出，沟壑纵横，林草基础设施建设难度较大，不适合发展森林康养产业。

二　生态环境条件

优质的大气及水环境是发展森林康养产业的必要条件。2021 年 10 月 12 日，习近平主席在《生物多样性公约》第十五次缔约方大会领导人峰会视频讲话中提出："绿水青山就是金山银山。良好生态环境既是自然财富，也是经济财富，关系经济社会发展潜力和后劲。我们要加快形成绿色发展方式，促进经济发展和环境保护双赢，构建经济与环境协同共进的地球家园。"2021 年，云南省生态环境保护工作深入贯彻习近平生态文明思想和习近平总书记考察云南重要讲话精神，在省委、省政府的坚强领导和生态环境部的有力指导下，云南省在生态环境保护及治理方面取得有效进展，全省生态环境质量稳步提升。《2021 年云南省生态环境状况公报》显示，地级及以上城市空气质量优良天数比例达 98.6%，连续多年保持在 98% 以上；地表水水质优良比例不断提高，"湖泊革命"强力推进，九大高原湖泊水质总体改善；土壤环境质量总体稳定，城市环境、辐射环境质量良好，自然生态、生物多样性得到有效保护。良好的生态环境资源是云南发展森林康养产业的重要基础。

（一）空气环境

《2021 年云南省生态环境状况公报》显示，2021 年全省环境空气质量总体保持良好，全省 16 个州（市）政府所在地年评价结果均符合《环境空气质量标准》（GB 3095—2012）要求。如图 3-3 所示，滇西北

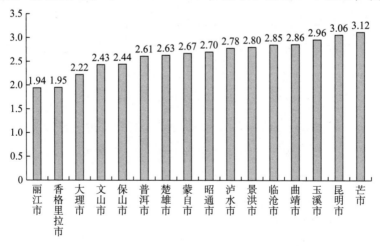

图 3-3　2021 年云南省各州（市）政府所在地环境空气质量综合指数

资料来源：《2021 年云南省生态环境状况公报》，https://sthjt. yn. gov. cn/hj-zl/hjzkgb/202206/t20220602_ 230145. html。

地区环境空气质量相对较好。与 2020 年相比，16 个城市环境空气质量
基本稳定，全省 16 个州（市）环境空气质量指标年平均值连续 5 年达
到《环境空气质量标准》（GB 3095—2012）二级标准。

《2021 年云南省生态环境状况公报》显示，云南省 16 个州（市）
空气质量优良天数比例为 96.7%~100%，平均优良天数比例为 98.6%，
16 个州（市）的二氧化硫（SO_2）、二氧化氮（NO_2）、一氧化碳（CO）
等环境空气污染物年均值均达到一级标准，可吸入颗粒物、细颗粒物、
臭氧均达到二级标准（见表 3-3）。

表 3-3　2021 年云南省各州（市）空气质量情况

单位：μg/m³（CO 浓度为 mg/m³）

州（市）	SO_2	NO_2	PM10	CO	O_3	PM2.5	达标情况
	年均值	年均值	年均值	95 百分位数	90 百分位数	年均值	
昆明市	9	23	41	0.9	134	24	Ⅱ级
曲靖市	8	16	37	1.0	142	23	Ⅱ级
玉溪市	9	19	36	1.5	135	21	Ⅱ级
保山市	5	10	29	0.8	134	23	Ⅱ级
昭通市	9	14	37	0.9	122	24	Ⅱ级
丽江市	6	9	24	0.8	119	12	Ⅱ级
普洱市	6	16	34	0.8	131	21	Ⅱ级
临沧市	8	14	38	1.0	125	28	Ⅱ级
楚雄州	10	16	31	1.0	128	20	Ⅱ级
红河州（蒙自）	12	9	35	0.9	122	27	Ⅱ级
文山州	6	11	33	0.8	116	23	Ⅱ级
西双版纳州（景洪）	8	18	40	1.0	123	22	Ⅱ级
大理州	6	12	26	0.8	122	17	Ⅱ级
德宏州（芒市）	7	21	47	1.0	127	27	Ⅱ级
怒江州（泸水）	8	15	39	1.2	116	24	Ⅱ级

续表

州（市）	SO₂	NO₂	PM10	CO	O₃	PM2.5	达标情况
	年均值	年均值	年均值	95 百分位数	90 百分位数	年均值	
迪庆州（香格里拉）	8	8	17	0.8	120	15	Ⅱ级

资料来源：《2021 年云南省生态环境状况公报》，https://sthjt.yn.gov.cn/hjzl/hjzkgb/202206/t20220602_230145.html。

全省 129 个县（市、区）空气质量总体保持良好。按年均值及相应百分位数进行评价，6 项污染物评价结果均符合《环境空气质量标准》二级标准要求，其中，二氧化硫、二氧化氮、一氧化碳、可吸入颗粒物达到一级标准；细颗粒物、臭氧达到二级标准。

按日均值评价，129 个县（市、区）优良天数比例为 86.1% ~ 100%，剑川、嵩明等 29 个城市优良天数比例为 100%；全省县（市、区）级城市平均优良天数比例为 98.6%。

如图 3-4 所示，按空间分布看，129 个县（市、区）隶属的 16 个州（市）环境空气质量平均优良天数比例为 95.8% ~ 100%，丽江为

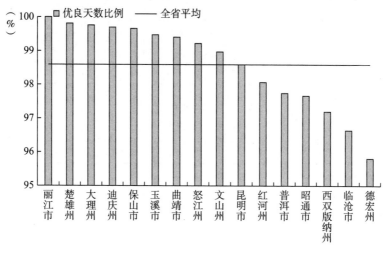

图 3-4　2021 年云南省 16 个各州（市）平均空气质量优良天数比例排序

资料来源：《2021 年云南省生态环境状况公报》，https://sthjt.yn.gov.cn/hjzl/hjzkgb/202206/t20220602_230145.html。

100%，德宏最低，为95.8%。滇西北区域、滇中和滇东北局部区域优良天数比较高，滇东南、滇西南区域优良天数比例比较低，呈北高南低的趋势。

（二）水环境

1. 主要河流水环境质量

水是生命的源泉，是人类赖以生存的最基本的自然资源，是构成生态环境的基本要素，是经济社会发展的重要基础，水资源是其他资源无法替代的，也是森林康养产业发展不可或缺的因素之一。

根据《2021年云南省生态环境状况公报》，云南省全省河流总体水质良好。红河水系、澜沧江水系、怒江水系、伊洛瓦底江水系水质达优。长江水系和珠江水系水质良好。如表3-4所示，全省开展监测的219条主要河流（河段）的389个国控、省控断面中，341个断面水质优良（Ⅲ类标准及以上），占比87.7%，其中270个达到Ⅰ~Ⅱ类标准，水质优；11个断面劣于Ⅴ类标准，属重度污染，占比2.8%。

表3-4　2021年云南省主要河流（河段）断面水质类别

单位：个

水系名称	Ⅰ类	Ⅱ类	Ⅲ类	Ⅳ类	Ⅴ类	劣于Ⅴ类	合计
长江	20	76	25	12	9	5	147
珠江	4	30	14	7	3	4	62
红河	1	53	9	2	0	0	65
澜沧江	5	44	15	2	0	2	68
怒江	4	17	4	1	1	0	27
伊洛瓦底江	4	12	4	0	0	0	20
小计	38	232	71	24	13	11	389

资料来源：《2021年云南省生态环境状况公报》，https://sthjt. yn. gov. cn/hjzl/hjzkgb/202206/t20220602_230145. html。

2. 湖库水质状况

如图3-5所示，云南省90个主要湖库中，水质优良符合Ⅰ~Ⅲ类标准的有 74 个，占 82.2%；水质重度污染劣于 V 类标准的有 6 个，占 6.7%。全省湖库优良率为 82.2%，水质总体优良。90 个湖库中，处于贫营养状态的有 10 个、中营养状态的有 64 个、轻度富营养状态的有 7 个、中度富营养状态的有 8 个、重度营养状态的有 1 个。

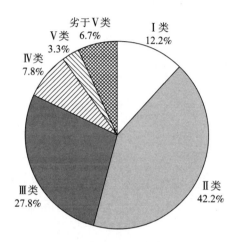

图 3-5 2021 年云南省主要湖库水质类别比例

资料来源：《2021 年云南省生态环境状况公报》，https://sthjt. yn. gov. cn/hjzl/hjzkgb/202206/t20220602_230145. html。

3. 州（市）级集中式饮用水水源地水质状况

如表 3-5 所示，在 47 个州（市）级饮用水水源地取水点中，有 39 个水质达标，全年州（市）级饮用水水源地取水点累计达标率为 83%。

表 3-5 2021 年云南省州（市）级集中式饮用水水源地水质达标率统计

单位：个，%

水源类型	水源地总数	达标水源地数	达标率
河流型饮用水源	8	8	100
湖库型饮用水源	39	31	79.5
合计	47	39	83

资料来源：《2021 年云南省生态环境状况公报》，https://sthjt. yn. gov. cn/hjzl/hjzkgb/202206/t20220602_230145. html。

4. 县级城镇集中式饮用水水源地水质状况

如表 3-6 所示，在云南省 191 个县级城镇集中式饮用水水源地中，地表水水源地有 184 个，地下水水源地有 7 个，达标水源地有 175 个，累计达标率为 91.6%。

表 3-6 **2021 年云南省县级城镇集中式饮用水水源地水质达标率统计**

单位：个，%

水源类型	水源地总数	达标水源地数	达标率
河流型饮用水源	68	68	100
湖库型饮用水源	116	102	87.9
地下水饮用水源	7	5	71.4
合计	191	175	91.6

资料来源：《2021 年云南省生态环境状况公报》，https://sthjt.yn.gov.cn/hjzl/hjzkgb/202206/t20220602_230145.html。

云南省各州（市）空气质量总体良好，均符合国家环境空气质量二级标准，且二氧化硫、二氧化氮、一氧化碳 3 项环境空气污染物均达到一级标准。截至 2021 年底，云南省全省主要河流水质保持稳定，湖泊、水库水质和饮用水水源地水质状况总体良好，一些轻度污染的水资源也已转为良好状态，良好的空气质量以及优良的水资源是云南省的生态环境优势，可以转化为优质的森林康养资源，为云南省森林康养产业的发展提供坚实的保障。

三 中医药资源条件

2019 年，国家林业和草原局、民政部、国家卫生健康委员会、国家中医药管理局联合印发了《关于促进森林康养产业发展的意见》（以下简称《意见》）。《意见》提出，要丰富森林康养产品，充分发挥中医药特色优势，大力开发中医药与森林康养服务相结合的产品，加强森林康养食材、中药材种植培育，森林食品、饮品、保健品等研发、加工和销售。《云南省"十四五"健康服务业发展规划》指出，要充分发挥中医药在治未病中的主导作用，全力推进中医药养生服务发展，鼓励和支持省内中药龙头企业参与国际国内标准制定，强化中药材质量控制与监管，创新业态，推进中医药产业与乡村振兴、养生养老、健康旅游、田园综合体等融合发展。支持将中医药文化元素充分融入特色旅游城镇、休闲度假区、文化街区、主题公园、森林康养基地等，形成一批与中药科技农业、道地中药材种植、田园风情生态休闲旅游结合的养生体验和观赏基地。

云南省是种植中药材最多的省份，其凭借优越的自然环境和产业基础，在国内中药材市场发挥着重要影响。中药材产业是云南省实施精准扶贫的重要利器，也是云南省打造世界一流"绿色食品"牌、"健康生活目的地"牌的重要组成部分，这对云南省森林康养产业的发展有极大的促进作用。

云南省位于中国的西南地区，北回归线横贯云南省南部，云南省处于热带与温带的交界处，热量较全国其他大部分地区都较为充足。云南省地跨长江、珠江、元江、澜沧江、怒江、大盈江6大水系，淡水资源丰富，雨热充足，为中药材的生长发育提供了基本的物质基础。云南省地势复杂，高山地形使得云南不仅可以生长温带和热带植物，还可以生长一些寒带植物，这也是云南省中药材资源丰富的重要原因。

（一）云南省药材种植基本信息

云南省是中国中药材种植和产量最大的省份。多年来，云南省不断支持地区中药材种植产业，中药材种植面积和产量大。2021年，云南中药材种植面积达901.6万亩，产量127.25万吨，综合产值1621.02亿元，较2018年分别增长13.55%、22.36%、195.57%。[①] 林下中药材有机种植研究取得突破，全省林下中药材种植面积达350万亩，全省有5家企业5个产品获得绿色食品认证；127家企业获得150张有机产品

---

① 云南省农业农村厅.2021年度云南省中药材产业发展报告［DB/OL］.（2022-07-29）.https://nync.yn.gov.cn/uploadfile/s38/2022/0811/20220811110824942.pdf。

认证证书，获证产品 320 个，有机基地面积 16.91 万亩。[①]

云南省种植面积和产量均靠前的中药材物种达 50 余种。其中单品种面积突破 0.6 万 hm^2 的有三七、重楼、砂仁等在内的 16 个中药材品种，其中有 8 个品种的种植面积和产量占据中国药材市场的"半壁江山"，分别是三七、滇龙胆、重楼、砂仁、草果、灯盏花、茯苓和木香。[②] 同时，云南省提出"十大云药"品牌打造工程，已初步推选出三七、滇重楼、滇黄精、滇龙胆、云茯苓、云木香、云当归、天麻、灯盏花、铁皮石斛"十大云药"品种，成为云南中药材特色优势品种的典型代表。

（二）云南省道地药材产业基础

云南省中药材种植历史悠久，道地性强。全国现有 35 大类、43 个剂型、5000 多个品种的中成药，其中云南省中药材达 3500 多种。2018 年以来，云南省道地中药材三七、灯盏花供给量均占到全中国总量的 90% 以上。由于具备良好的中药材基础，云南省中医药产品具有较强的竞争优势。云南省通过独立自主研发、生产的药品品种（剂型）接近 300 个，其中中药、民族药、天然药占比超过 2/3。[③] 云南省药品单品种销售额超 1 亿元的品种达 34 个。云南白药、云南白药牙膏、灯盏花药剂、三七饮片系列等居全国同类产品市场前三。云南省已经形成以东南部三七种植、东北部天麻种植、西北部高山中药材种植、中部民族药道地药材种植和西南部特色药材种植为代表的 5 大主要中药材种植基地，公布实施了云南中药材（民族药材）标准 362 个、中药饮片标准 216 个。云南省获建 56 个"云药之乡"，重点种植（养殖）品种 60 多个，

---

① 云南省农业农村厅．云南省中药材种植规模连续 5 年居全国首位［DB/OL］．（2022-11-08）［2022-12-08］．https://nync.yn.gov.cn/html/2022/yunnongkuanxun-new_1108/392133.html．

② 云南省农业农村厅．2021 年度云南省中药材产业发展报告［DB/OL］．（2022-07-29）．https://nync.yn.gov.cn/uploadfile/s38/2022/0811/20220811110824942.pdf．

③ 光明网．"我要克云南，栽中药！"［DB/OL］．（2021-02-24）［2022-12-08］．https://m.gmw.cn/baijia/2021-02-24/1302129301.html．

其中获准实施国家地理标志产品保护的品种有 6 个。① 在市场拓展方面：2021 年，全省中药材系列产品销售量 39.89 万吨，其中，中药材 30.99 万吨，中药饮片 4.07 万吨，中成药 3.48 万吨，提取物 1.35 万吨。《2021 年度云南省中药材产业发展报告》显示，全省中药材系列产品出口 4765.60 吨，较 2020 年增长 83.68%。

森林康养是以优质的森林资源为依托，结合传统医学和现代医学，开展森林疗养、康复、休闲、保健等一系列有益于人类身心健康的活动。中药材和康复保健、疗养密切相关，云南省中药材种植历史悠久，是中药材种植最多的省份，自然环境和产业基础优越，中药材是云南省发展森林康养产业独一无二的资源优势，云南省应充分发挥全省生态资源、中药资源、民族医药、区位条件等优势，依托各地中药材种植基地、医疗康复基地、养生养老基地，加快建设一批医疗养生旅游重大重点项目，培育打造医疗康养旅游基地、中医药食疗养生旅游基地，深入挖掘推广中医疗，民族医药特色诊疗保健技术和服务，积极发展以治疗、康复、保健、美容、食疗、养生、养老等为重点的"养体养心"医疗养生旅游新业态新产品，大力开发适用于亚健康人群、慢性病患者等群体的中医药养生保健和特色旅游产品，为消费者提供更多元、更优质的产品和服务。

第二节　云南森林康养产业发展的政策条件

政策设计是产业得以快速发展的不可或缺的重要条件，指导着产业发展的目标、方向与路径，使得产业发展既契合国家的发展战略，又能充分发挥自身的特色与优势。2015 年"健康中国"首次被写入中国的

---

① 云南省人民政府. 云南省人民政府办公厅关于印发云南省生物医药和大健康产业发展规划（2016—2020 年）及三年行动计划（2016—2018 年）的通知 [EB/OL]. (2017-01-11) [2022-12-08]. https://www.yn.gov.cn/zwgk/zcwj/zxwj/201701/t20170110_144276.html.

政府工作报告中，"健康中国"正式上升为国家战略；政府部门为响应"健康中国"的号召，陆续出台了关于推进健康、旅游等多项产业融合发展的指导意见和规划纲要，并制定了具体的康养旅游基地建设标准。同时，各省份也依据自身的自然人文条件为发展森林康养产业做出努力，自此各具特色的森林康养基地如雨后春笋般纷纷涌现。

本节对中央及各省份的森林康养政策以及云南省森林康养政策进行汇总，探寻一系列政策规划对云南省森林康养产业发展的指导与借鉴意义。

一　中央政府出台森林康养政策文件

（一）"森林康养"被写入中央一号文件

2017年，"森林康养"首次出现在中央一号文件中，《中共中央国务院关于深入推进农业供给侧结构性改革加快培育农业农村发展新动能的若干意见》文件中提到以"生态+""旅游+"等模式深度推进农、林、文、旅、教等产业与康养产业，大力改善森林康养产业公共服务设施条件，这意味着森林康养产业发展上升至国家战略层面。此后，2018年、2019年的中央一号文件中均在宏观层面上提出一系列促进森林康养产业发展的工作安排意见。

（二）森林康养专项政策文件

2019年3月13日，国家林业和草原局、民政部、国家卫生健康委员会、国家中医药管理局联合出台了《关于促进森林康养产业发展的意见》，该文件是中央政府针对促进森林康养产业发展的首个专项文件，对森林康养产业发展工作做出了全面、系统的安排。同年7月24日，国家林业和草原局、民政部、国家卫生健康委员会、国家中医药管理局四部门充分结合国情，深入推进森林康养基地建设工作，出台了《关于开展国家森林康养基地建设工作的通知》，森林康养基地建设工作稳步推进，至2020年6月5日，国家林业和草原局办公室、民政部办公厅、国家卫生健康委员会办公厅、国家中医药管理局办公室发布了《关于公布国家森林康养基地（第一批）名单的通知》，公布了首批国家级森林康养基地，中央政府促进森林康养产业发展的各项工作有条不紊地开展。

（三）有关森林康养的其他政策文件

2013 年 10 月，国务院颁布了《关于促进健康服务业发展的若干意见》，该文件提出"广泛动员社会力量，多措并举发展健康服务业"，是支持中国森林康养产业发展的开端；2016 年，中央政府连续出台了《"健康中国 2030"规划纲要》《关于完善集体林权制度的意见》等政策文件，文件中均提及森林康养产业发展，涉及产业规划、发展目标、任务措施、政策支持、制度保障等方面，在宏观和微观层面做出了不同的指示，中共中央、国务院对森林康养产业发展的关注程度及支持力度均是前所未有的。其中，农业部、国家林业局、国家发改委等中央九部门联合发布的《贫困地区发展特色产业促进精准脱贫指导意见》将森林康养及精准脱贫有机结合在一起，进一步丰富了森林康养的内涵。2020 年，国家发改委、国家林业和草原局、科技部、财政部等部门联合发布《关于科学利用林地资源促进木本粮油和林下经济高质量发展的意见》，各部门达成了高度一致，齐心协力做好森林康养产业发展工作。

从 2013 年至 2022 年 1 月，中央政府发布有关"森林康养"的政策文件已有 25 项，由此可见中央政府发展好森林康养产业的决心与信心。目前，中央政府赋予了森林康养更为丰富的内涵，针对涉及森林康养的政策文件内容主要可分为以下三类。

第一类，号召全国各地以森林康养产业为抓手促进乡村振兴、生态文明建设、健康中国等国家重大战略的实施。

第二类，为规范并促进中国森林康养产业的发展而提出的关于基地建设、投资融资、用地保障、税收优惠、人才培养等方面的政策扶持与指导意见。

第三类，鼓励养老、旅游、中医药等产业与森林康养有机结合，实现产业的融合发展。

二　各省份政府出台森林康养政策文件情况

由于部分省份存在尚未于省政府官网公开的政策文件，因此本书所统计的省份森林康养政策文件数量不能保证100%的精确，但也能较为准确地反映出各省份发展森林康养产业所做的工作。截至2022年2月17日，通过浏览政府部门官方网站，搜集到省级文件共289份（见表3-7），并充分了解到目前中国省级行政地区针对发展森林康养产业所做的工作及工作侧重点，通过归纳概括，具体可分为以下6个方面。

（一）促进乡村振兴

各省份以中央出台的《贫困地区发展特色产业促进精准脱贫指导意见》《乡村绿化美化行动方案》《关于促进乡村产业振兴的指导意见》等文件为指导，充分结合实地情况，以森林康养产业为抓手，以改善生态环境、拓宽农民增收渠道、促进林业经济发展为切入点，推动精准脱贫工作，全面实现乡村振兴。

（二）推动产业融合

各省份政府为实现产业融合发展"1+1>2"的效果，积极推动森林康养产业与其他产业的融合。在推动森林康养与养老产业的融合工作中，黑龙江、河南、江西、贵州、四川等省份均出台了相关政策文件推动产业融合发展，例如贵州省出台的《关于加快推进医疗健康服务和养老服务融合发展的实施方案》，各省份还将森林康养写入了"十四五"养老服务体系规划中。众多省份还积极颁布政策文件，大力推动文旅、中医药等产业与森林康养产业的融合发展。

（三）宣传、交流与合作

在森林康养的宣传上，众多省份均做了大量工作，其中贵州省所取得的成绩可谓名列前茅，其借助"生态文明贵阳国际论坛""西洽会"等平台大力宣传本省森林康养产业，吸引外部投资，且积极参与"海峡两岸森林康养学术研讨会""中国森林康养与乡村振兴大会"等有关森林康养的重要会议，向全国乃至世界推介贵州森林康养产业与文化。

在国内的跨省域森林康养交流合作中，四川省做了大量工作，如四川省与重庆市合作打造"川渝毗邻地区合作共建区域发展动能平台"，成立"成渝双城经济圈生态旅游和森林康养产业发展联盟"，协同推进川渝地区森林康养产业的发展；川黔两省在宜宾市举办"森林康养产业协同发展论坛"，谋求两省森林康养产业的进一步发展，为省际森林康养交流合作提供了经验和智慧。此外，还有省部合作的案例，如江西省与国家林草局联合印发了《江西现代林业产业示范省实施方案》，推动江西省森林康养产业发展融合区的建设。

（四）用地保障

为满足森林康养产业发展的用地需求，北京、湖南、四川等省份均出台了相关政策文件予以保障，例如通过完善集体林权制度，稳定了集体林地承包关系，促进集体林的适度规模经营，推进了集体林分类经营管理，且多个省份将森林康养写进地方国土空间规划，解决了森林康养产业发展的用地难题。

（五）人才培养

人才是推进产业发展的不竭动力，为促进森林康养产业高质量发展，众多地区政府与高校、研究所展开合作，或是建立森林康养研究院，或是开设森林康养专业，例如贵州省林业学校，其开设的森林康养专业已正式面向社会招生，为省内森林康养产业发展注入了"新鲜的血液"。

（六）基地建设

如表3-7所示，中国的绝大多数省份已开展森林康养基地建设工作。截至 2020 年 11 月，中国已有 27 个省份先后开展国家级森林康养试点基地建设工作；截至 2022 年 1 月，已有 13 个省份开展了省级森林康养基地的建设工作，部分开展工作较早的省份已完成第二批乃至第三批省级森林康养基地的评选工作，其中山西、湖南、四川的市场监督管理局以及贵州省质量技术监督局已颁布省级森林康养基地建设标准。目前尚有众多省份正在筹备省级森林康养基地建设、评定和管理工作。

表 3-7　截至 2022 年 2 月 17 日样本省份森林康养政策文件数量

单位：份

省份	有关文件数量	专项文件数量
北京市	18	0
黑龙江省	5	0
江苏省	2	1
山东省	5	0
江西省	27	2
福建省	4	2
安徽省	0	1
浙江省	7	1
山西省	2	5
河南省	2	1
湖南省	7	2
广西壮族自治区	12	3
广东省	10	1
海南省	6	0
贵州省	8	8
四川省	41	4
重庆市	27	1
西藏自治区	3	0
辽宁省	4	0
内蒙古自治区	5	0
河北省	10	0
陕西省	7	2

续表

省份	有关文件数量	专项文件数量
甘肃省	10	0
青海省	5	0
新疆维吾尔自治区	8	0
宁夏回族自治区	1	0
湖北省	8	0
天津市	2	0
吉林省	1	0
云南省	7	1
上海市	0	0
合计	254	35

资料来源：各省份人民政府官网。

三 云南省森林康养政策出台现状

截至 2023 年 11 月，云南省公布的提及"森林康养"的政策文件已有 10 份，详细信息可参考表 3-8。

表 3-8 云南省森林康养相关政策文件汇总（截至 2023 年 11 月）

文件名称	发布时间	发文机关
《关于促进林草产业高质量发展的实施意见》	2019 年 8 月 8 日	云南省林草局
《关于促进林草产业高质量发展的实施意见》	2019 年 8 月 8 日	云南省林草局
《云南省林业和草原局关于印发云南省国有林场管理办法的通知》	2020 年 6 月 15 日	云南省林草局
《云南省"十四五"林业和草原保护发展规划》	2021 年 9 月 30 日	云南省林草局
《进一步优化营商环境促进市场主体倍增七条措施》	2021 年 11 月 5 日	云南省林草局
《关于实现巩固拓展生态脱贫成果同乡村振兴有效衔接的实施意见》	2021 年 11 月 27 日	云南省林草局、云南省发改委、云南省财政厅、云南省乡村振兴局
《云南省人民政府办公厅关于科学绿化的实施意见》	2021 年 12 月 7 日	云南省人民政府办公厅

文件名称	发布时间	发文机关
《云南省"十四五"林草产业发展规划》	2022 年 1 月 26 日	云南省林草局
《云南省林草产业高质量发展行动方案（2022—2025 年）》	2022 年 9 月 29 日	云南省林草局、云南省民政厅、云南省卫健委
《关于加快推进生态旅游与森林康养产业发展的若干措施》	2023 年 10 月 16 日	云南省文化和旅游厅、云南省林草局

资料来源：中国林业产业联合会官网。

　　为践行"两山"理念，2019 年云南省林草局发布《关于促进林草产业高质量发展的实施意见》，第一次指出要积极发展森林康养产业；要求认真贯彻落实国家林业和草原局等部门联合印发的《关于促进森林康养产业发展的意见》，充分发挥云南独特多样的森林康养资源优势，规划和科学利用森林生态环境、景观资源、食品药材和文化资源，积极探索森林康养与医疗、教育等产业的融合模式，大力开展保健养生、康复疗养、健康养老等森林康养服务。

　　2021 年发布的《云南省"十四五"林业和草原保护发展规划》进一步对森林康养基地建设与发展做出具体规划，指出要推动实施森林康养基地质量评定标准，创建标准化森林康养基地，提升森林康养资源质量，完善森林康养基础设施，丰富森林康养产品，打造森林康养品牌，提高森林康养服务水平。充分发挥云南独特资源禀赋，建设"世界一流康养胜地"，满足人民群众多样化、个性化、高品质的大健康需求，计划到2025 年，全省培育 200 个森林康养基地，年综合产值达到 200 亿元。

　　《云南省"十四五"林业和草原保护发展规划》还指出，要构建全省"一核两翼三中心六片区"的森林康养发展格局，即以昆明市为核心建设森林康养产学研中心和集散中心，以昆明至丽江至瑞丽、昆明至景洪至磨憨两条旅游线为两翼，以西双版纳、红河、德宏为中心，辐射带动滇中全季节森林康养综合示范区、滇西北森林康养高山植物体验教育区、滇西森林康养温泉康复疗养区、滇西南森林康养绿色食品国际养生休闲区、滇东北森林康养探险康体运动区、滇东南森林康养民族文化健康养老区发展。各片区结合资源优势及现有基础，规划布局相应的重点县，建设一批森林康养基地，加快形成涵盖不同年龄段人群的云南特色森林康养产业体系。

当下，云南省森林康养产业还处于初步探索阶段，对森林康养基地的标准化、规范化要求已经相对成熟，下一步强调依托特有的地域文化特色构建森林康养产业发展格局。相比于"川渝""两广"等森林康养较为成熟的地区来说，政策指导方面可继续加强，如产业融合具体实施方案、相关人才培养体系建设、与其他地区的交流及合作活动等，便于探索适合本省发展的森林康养模式、内容及产品，为消费者提供丰富的产品和优质的服务，加强自身竞争力。

第三节　森林康养产业发展的市场条件

目前中国已经全面进入了老龄化社会，中国老龄人口的迅速增加，加之慢性病人群增多，科学管理健康、延长寿命已成为人们高度重视的话题。森林康养是把优质的森林资源与现代医学和中医等传统医学有机结合，开展疗养、康复、休闲、养生等一系列有益人类身心健康的活动，森林康养产业是以林业为主体，涵盖农业、工业、旅游业、商业、医药、体育产业和健康服务业等相关产业的产业链，覆盖范围广。这种新兴的休闲娱乐方式恰好符合大众对身心健康追求的需要，预计未来森林康养产业将有巨大的市场需求。

一　居民经济收入水平稳步提高

随着社会经济的快速发展，居民收入水平持续提高，对带动森林康养产业的需求产生了积极影响。从国内生产总值来看，中国稳居世界第二大经济体，正迈入中高等收入国家行列。2020年是新中国历史上极不平凡的一年。面对严峻复杂的国际形势、艰巨繁重的国内改革发展稳定任务以及新冠疫情的严重冲击，中国是全球主要经济体中唯一实现经济正增长的国家。如图3-6所示，2020年中国国内生产总值达1015986亿元，比上年增长2.3%。其中，第一产业增加值占国内生产总值比重为7.7%，第二产业增加值比重为37.8%，第三产业增加值比重为54.5%。全年国民总收入为1009151亿元，比上年增长1.9%。消费方面，2011~2019年，中国的消费率平均为53.4%，2020年尽管受到新冠疫情的冲击，但最终消费支出占GDP的比重仍然达到54.3%。从人均情况来看，2020年全年人均国内生产总值为72447元，比上年增长了2.0%，国内生产总值绝对量与相对量均保持较高速度增长趋势。①

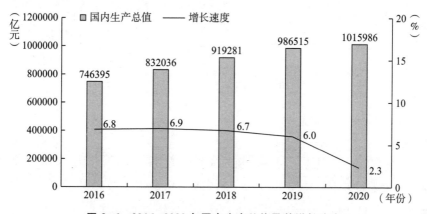

图3-6 2016~2020年国内生产总值及其增长速度

注：增长速度按不变价格计算。

资料来源：国家统计局官网，https://www.stats.gov.cn/xxgk/sjfb/tjgb2020/202102/t20210228_1814159.html。

如图3-7所示，全国居民人均可支配收入到2020年为止达到32189元，比上年增长4.7%，扣除价格因素，实际增长2.1%。2016~2020年，全国居民人均可支配收入一直呈现高速上升趋势，平均增速超5%。城镇居民和农村居民在2020年的人均可支配收入分别为

___

① 中华人民共和国国家统计局. 中国统计年鉴2020 [M]. 北京：中国统计出版社，2020.

43834 元、17131 元，同比上年增长 3.5% 和 6.9%。① 而云南省的人均可支配收入也从 2014 年的 13772 元上升至 2020 年的 23295 元。② 农村居民人均可支配收入的增速已经高于城镇居民，进一步缩小了城乡居民的收入差距。

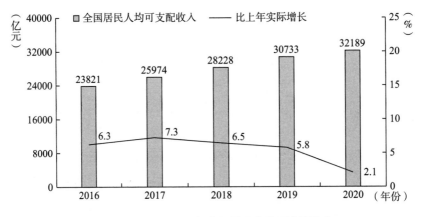

图 3-7 2016~2020 年全国居民人均可支配收入

资料来源：国家统计局官网，http://www.stats.gov.cn/xxgk/sjfb/tjgb2020/202102/t20210228_1814159.html。

2020 年，全国居民、城镇居民和农村居民人均消费支出分别为 21210 元、27007 元、13713 元。全国居民恩格尔系数为 30.2%，其中城镇居民为 29.2%，农村居民为 32.7%。③ 从全国经济发展形势与居民收入来看，中国居民的生活水平逐步提高。与此同时，居民的消费能力也在快速增长。从以上数据可以看出居民收入水平和消费能力逐年增长。

① 国家统计局.国家统计局关于 2020 年国内生产总值最终核实的公告［R/OL］.（2021-12-17）［2022-09-28］.http://www.stats.gov.cn/xxgk/sjfb/zxfb2020/202112/t20211217_1825447.html.

② 云南省人民政府发布的 2018 年至 2020 年云南统计年鉴［DB/OL］.https://www.yn.gov.cn/sjfb/tjnj_2/? pc.

③ 光明网.国家统计局：2020 年全国居民人均消费支出 21210 元［R/OL］.（2021-02-28）［2022-9-23］.https://m.gmw.cn/baijia/2021-02/28/1302139059.html.

二　居民森林康养需求急剧上升

随着居民生活水平的提高，人们对精神文化的需求逐渐增加，旅游成为大众的必需品，是大众在闲暇时间放松心情的生活方式。繁重的工作任务与日趋严重的空气污染，给城市居民的健康生活造成了极大困扰，空气质量和自然环境成为游客出游目的地选择的重要考虑因素，森林旅游、观光旅游、温泉旅游、康养旅游等多种新产品越来越受到广大游客青睐。"十三五"时期，中国森林旅游游客总量达到 75 亿人次，创造社会综合产值 6.8 万亿元，其中，2019 年森林旅游游客量达到 18 亿人次，创造社会综合产值达 1.75 万亿元。即使是在受疫情影响后的 2020 年下半年，森林旅游全年游客量也达到了 2019 年游客量的 84.2%。[①] 云南作为旅游大省，发展后劲十足，旅游产业升级加速，健康旅游成为消费热点。《云南省"十四五"打造"健康生活目的地"发展规划》指出"十三五"期间，云南省旅游总收入从 2015 年的 3281.79 亿元增加到 2020 年的 6477.03 亿元，旅游收入基本实现翻番，年生态旅游与森林康养人次达到 7400 万人次。预计到 2025 年，全省生态旅游与森林康养产业产值达 600 亿元，[②] 这说明森林康养这一新兴产业越来越受国民的欢迎，综合效益日趋显著。

亚健康是当前危害人类健康的主要因素，而森林康养旅游为广大居民提供了疗养身心、休闲放松的栖息地。2016 年世界卫生组织公布，全球真正健康的人口仅占 5%。目前，中国已有高达 70% 的亚健康人群，意味着有 9 亿多人处于亚健康状态，当前社会发展中的重要问题之

---

① 彩练新闻．国家林草局："十三五"期间森林旅游游客量达 60 亿人次［R/OL］．（2020-12-01）［2022-9-23］．http://www.cailianxinwen.com/manage/homePage/getNewsDetail? newsid = 217823.

② 云南省人民政府．云南省人民政府办公厅关于印发云南省林草产业高质量发展行动方案（2022-2025 年）的通知［DB/OL］．（2022-10-08）［2022-10-10］．http://www.yn.gov.cn/ zwgk/zcwj/yzfb/202210/t20221008_248241.html.

一就是健康问题。① 政府部门对居民的健康问题也十分重视，2015 年"健康中国"首次被写入中国的政府工作报告中，"健康中国"正式上升为国家战略，国家政府部门为响应"健康中国"的号召，陆续出台了关于推进健康、旅游等多项产业融合发展的指导意见和规划纲要，由此可见，将有越来越多的人加入康养旅游的行列，人们生活的主题之一就是提高生活质量，改善身心健康。随着经济的发展和人民物质文化水平的提高，越来越多的人选择以休闲养生为目的的旅游方式。此外，带薪休假普遍推行后，会进一步提高居民外出旅游的需求以及提升居民出行消费标准，因此森林康养旅游的需求将会进一步扩大。

三 森林康养消费群体加速形成

（一）疾病人群

当前，中国慢性病和精神疾病患者群体数量庞大，世界卫生组织将发生在 30 到 70 岁的死亡定义为"过早死亡"。据国家卫生健康委统计信息中心发布的《全国第六次卫生服务统计调查专题报告（第 2 辑）》，心脑血管疾病、糖尿病和癌症等重大慢性病占全国疾病经济负担超 90%；全国 55~64 岁人群慢性病患病率达 48.4%，65 岁及以上老年人发病率达 62.3%。慢性病既是严重威胁居民健康的一类疾病，也是影响经济社会发展的重大公共卫生问题。此外，中国正处在社会转型期，随着生活和工作节奏加快，社会竞争急速加剧，国民心理压力大大增加，群众心理健康问题凸显。其中，作为全社会的关注重点——学生群体，面临学业、就业等压力的增大，心理健康问题日益突出，且呈低龄趋势。孕产妇、老人的心理健康问题同样不容忽视。孕产期不同阶段可疑抑郁或抑郁的总体阳性率为 20.17%~27.57%；19.05% 的老年人处于轻度抑郁状态，12.17% 的老年人存在

---

① 和红，金承刚，杜本峰，翟振武. 亚健康"青睐"知识分子吗？——中国知识分子健康研究报告之二 [J]. 人口研究，2005（06）：4-13.

中高程度的抑郁情绪。① 由于睡眠质量欠佳、生活节奏紊乱、缺乏运动锻炼、饮食习惯不合理等，"城市病"群体正在迅速扩大，各种癌症、心脑血管疾病、精神类疾病高发并趋于年轻化。另外，《中国心血管健康与疾病报告（2022）》显示，全国"三高"人群的数量也非常庞大，截至 2022 年，中国约有 3.3 亿人患心血管疾病，接近全国总人口的 1/4。引发各种疾病的罪魁祸首是不良的生活习惯和饮食习惯，对此，传统的药物治疗难以彻底根除，且往往效果不佳，森林康养是依托优良的生态环境，让人们身处大自然，通过森林释放出的有益物质改善人们的睡眠、饮食、运动等生活状态，使患者脱离原有的生活节奏与方式，提高患者免疫机能的同时又能促进身心健康，从而达到治疗和预防疾病的效果。

（二）亚健康人群

随着中国城市化工业化进程的加快，城市居民生活状态总体呈现为重负担、高压力、低质量，心理疾病群体、亚健康群体比例猛增。由于学习负担过重，不少青少年出现了不同程度的心理异常表现。亚健康是现代居民普遍存在的健康问题，极易诱发各类疾病，成为现代社会中的通病。森林康养突出中国的传统医学中"治未病"理念，对康养参与者施以正确的生理和心理引导，注重疾病预防，起到促进身心健康、提高免疫力的作用，这刚好能够满足亚健康人群身心调节、养生保健的需要。

《中国居民营养与慢性病状况报告（2020 年）》显示，中国有超过一半的成年居民超重或肥胖，占比居世界首位，6~17 岁和 6 岁以下儿童青少年超重肥胖率分别达到 19% 和 10.4%。饮食结构失衡、办公久坐、缺乏锻炼、作息不规律等是引发现代人肥胖的主要原因。森林景观能直接作用于人的神经枢纽，缓解压力与疲劳，调节身体各项机能。同

---

① 光明卫生.《2023 年度中国精神心理健康》蓝皮书发布［R/OL］.（2023-10-10）. https://health. gmw. cn/2023-10/10/content_36884233. htm.

时，森林释放的负氧离子能促进人体的新陈代谢，激活自然杀伤细胞，提高人体免疫力。森林康养能同时满足人们对旅游休闲和健康疗养的双重需求，是大健康产业与旅游产业结合的产物，让人们在潜移默化中接受森林的自然治疗，体验到森林旅游带来的视觉享受，使身心均得到调节与休养。因此，森林康养越来越受到社会各界的关注与重视。

（三）养老人群

老年人是森林康养产业最大的目标群体。第七次全国人口普查结果显示，全国60岁以上的老年人数量已达2.6亿，占全国总人口的18.7%，较2010年同比增长5.44%，其中65岁以上人口占总量的13.5%。参照联合国统计标准，一个国家60岁以上老年人口占总人口比例的10%以上即进入老龄化阶段，65岁以上老年人达到总人口的14%即进入深度老龄化。可见，中国已然进入老龄化社会且即将发展到深度老龄化阶段，基于日渐庞大的老年人群体，养老服务需求是推动老龄产业发展的根本动力，养老服务业也将成为典型的老龄产业。目前，中国的城镇养老产业规模仍然不足以满足居民的养老需求，"一床难求"现象较为普遍，并且保障力度仍然有待提高，养老需求与供给不匹配。森林康养作为一种新兴养老方式，其重要性日益凸显，森林康养产业依托优质的森林资源，在服务功能上配套养生、康复、医疗保健等，可以满足养老人群追求安静、舒适、健康的环境需求，成为养老服务产业的发展方向之一。

（四）青少年群体

青少年作为国家建设和发展的后备人才，沉重的学习压力和对大自然的好奇心使森林体验活动越来越受到家长和孩子们的青睐。对青少年来说，开展森林教育活动以拓宽他们的视野非常重要。青少年通过各项森林活动，在森林环境中以团队合作的方式认识自然、感受自然、体验自然、敬畏自然。通过组织登山科考游，可在实践中向青少年普及有关自然的科学知识，使他们更好地认识自然、保护自然。

基于以上需求，云南省应充分利用丰富的森林、湿地、草原等生态景观资源大力发展森林康养旅游产业。依托国家公园、自然保护区、自然公园，以及植物园、树木园、花卉园、国有林场、生态文明教育基地、自然教育基地、野生动物园、森林小镇、森林庄园、森林人家等生态景观资源，开展生态旅游、自然体验、生态教育等活动；不断完善生态旅游基础设施建设，创新生态旅游形式，丰富生态旅游产品，提升生态旅游服务水平，推动旅游开发建设由粗放型向集约型转变，旅游产品由观光型为主向休闲度假、自然教育和健康疗养多形式结合转变，推动旅游文化产业转型升级，构建高品质、多样化的生态旅游产品体系，全面提升生态旅游业的质量和水平；深入挖掘各地独特的民族文化和森林文化内涵，因地制宜地开发多元化的森林康养旅游产品；还应加强现代科技、信息技术和互联网应用，利用"一部手机游云南"等平台大力发展智慧旅游，加强云南省相关部门的联动性，助推森林康养产业向好发展。

本章参考文献

［1］陈元贞. 西南林业大学森林康养研究院成立［EB/OL］.（2020-01-13）［2022-05-09］. http://base. ftourcn. com/sf_BF93DE265EAD40AE85DECD7D4551D24C_275_6FFD3590142. html.

［2］邓三龙. 森林康养的理论研究与实践［J］. 世界林业研究，2016（6）：1-6.

［3］国家林业和草原局.2021 森林康养产业大事回眸［DB/OL］.（2022-01-11）［2022-11-21］. https://www. forestry. gov. cn/main/5383/20220124/095721521731492. html.

［4］金晓伟，何湘，刘加练，崔起，李根，陆琳. 云南省中药材发展现状与建议［J］. 农业工程技术，2021，41（13）：12-18.

［5］雷巍娥. 森林康养概论［M］. 北京：中国林业出版社.2016：9.

［6］刘纹卉，刘彦平．云南森林康养产业发展探析［J］．西南林业大学学报（社会科学），2019，3（06）：85-89.

［7］王春波．中国森林康养需求分析及需求导向的产业供给研究［D］．北京林业大学，2019.

［8］吴后建，但新球，刘世好，舒勇，曹虹，黄琰，卢立．森林康养：概念内涵、产品类型和发展路径［J］．生态学杂志，2018，37（07）：2159-2169.

［9］吴冕．四川森林康养产业模式研究［D］．四川农业大学，2018.

［10］杨婧瑶．云南32地成为全国森林康养基地试点单位［EB/OL］．（2020-11-19）［2022-03-12］．http：//union. china. com. cn/txt/2020-11/19/content_41365569. html.

［11］云南省林业和草原局．云南省"十四五"林草产业发展规划［DB/OL］．（2022-1-26）［2022-05-10］．http：//lcj. yn. gov. cn/html/2022/fazhanguihua_0126/65202. html.

［12］云南省中药材产业发展报告［J］．云南农业，2018（09）：30-34.

［13］国家林业和草原局．云南森林覆盖率达65.04%［DB/OL］．（2021-02-03）［2022-05-09］．https：//www. forestry. gov. cn/main/447/20210205/051132664934863. html.

［14］姚明凤，邹再进．云南森林康养产业发展研究综述［J］．农村经济与科技．2022，33（13）：68-71.

第四章 云南省森林康养产业发展现状

第一节 中国森林康养产业发展现状

自 2012 年北京率先引入"森林康养"的概念后，这一概念开始在中国其他地区得到推广，如浙江、福建、贵州、江西、河南等多个省份相继印发森林康养产业发展规划、实施意见等文件，推动森林康养产业发展和设施建设，可见森林康养产业日渐受到地方政府的重视和大众的关注，正呈现蓬勃发展的态势，具有广阔的市场前景。

一 中国森林康养产业发展阶段

随着国家对森林康养的重视程度的不断提高，森林康养产业得以飞速发展，这也引起了学界的广泛关注。通过在国内核心数据库"中国知网"对相关内容进行题名检索，截至 2024 年 10 月底，以"森林康养"为主题检索，国内外相关结果有 1685 条；以"森林康养现状"为主题检索，检索到 422 条结果；以"森林康养发展对策"为主题，检索到 147 条结果。其中，2010 年前以"云南森林康养"为主题的相关研究极少，但截至 2024 年 10 月底，中国知网中以此为主题的结果达到 72 条，增长趋势明显。近年来，国内外有关森林康养的研究呈直线增长趋势，将会迎来森林康养研究的旺盛期。

从发展历程来看，可将其分成两个阶段。

第一阶段：2015~2016年萌芽阶段。在森林康养对人体健康作用得到证实的背景下，国内学者逐渐开始关注该领域的发展。这一起步阶段的发文总量较少，共有51条，占发文总量的3%；2015年中国（四川）首届森林康养年会举办后，与森林康养相关的论文开始出现，同年，国家林业局启动全国森林康养基地试点工作。2015年四川省出台了森林康养发展意见、基地建设标准、基地评定办法和"十三五"森林康养发展规划，四川举全省之力成立联盟、召开森林康养研讨会、启动课题研究等；从2015年起，四川省先后分四批确定了省级森林康养基地224处，康养旅游、森林书屋、森林氧吧等产业形式开始相继被摸索和实践。湖南省紧随四川省的步伐，也逐渐重视森林康养的产业价值。2016年，湖南省下发《湖南省森林康养发展规划（2016—2025年）》，成为国内首个将森林康养规划提升至省级层面的省份。2016年，中国建立第一批全国性的森林康养基地试点，该试点的启动吸引了大量学者，由此学者们围绕森林康养的建设实践展开研究。

第二阶段：2017~2021年快速发展阶段。这一时期检索出1008条结果，占发文总量的60%。在国内人口老龄化问题凸显、亚健康问题加剧的背景下，森林康养呈现相当大的市场潜力，在大健康浪潮的影响下，学界相关研究的热度逐步从森林生态旅游领域转向森林康养领域。如2017年贵州省举办生态文明贵阳国际论坛，设立"大生态+森林康养"专题研讨会，探讨贵州如何利用森林资源优势创建自己独特的绿色经济新模式。浙江省从2019年以来，大力促进森林康养产业实现跨越式发展，下发《关于加快推进森林康养产业发展的意见》，强化顶层设计。2021年生态文明贵阳国际论坛举办"森林康养 中国之道"主题论坛，该论坛公布《森林康养小镇标准》和《森林康养人家标准》，启动"建行善融商务平台贵州森林康养专区"，发布《森林康养贵阳备忘录》。

2021年，全国森林康养年接待近5亿人次。森林康养成为浙江林业第一大产业，全省森林康养产值2348亿元，市值100亿元以上的企业有 9 个；全省共有 70 多个县（市、区）、600 多个乡镇、3000 多个村、50 多万人直接从事森林康养经营活动，带动社会就业 200 万人，带动其他产业产值近 1000 亿元，重点地区农户增收 40% 以上来自森林康养产业。广西林业生态旅游和森林康养年接待游客 1.45 亿人次，总消费额 1300 亿元，占广西文旅产业收入总额的 20% 以上。[①]

可见当前森林康养产业正处在快速发展的阶段，各个省份依托自身的优势积极发展森林康养产业，建设森林康养基地，创新森林康养产品，探索森林康养与文、旅、医等产业融合的新途径，尤其是一些拥有丰富自然资源的地区，已经取得了初步的建设成果。

二　中国省域森林康养基地建设成就

2015 年，中国林业产业联合会确定并公布了第一批全国森林康养基地试点建设单位，共 36 个，如表 4-1 所示，大部分地区建设 1~2 个森林康养试点基地，极个别地区建设达 4 个，但有些地区并未开始建设；2016~2017 年，森林康养基地建设逐步在全国推广开来；2018~2020 年，除上海地区外，所有地区均开始投入森林康养试点基地建设中，且此时可以看到地区之间的试点建设差距开始显现；2021 年，基地建设更是呈现井喷式增长状态，且各大区域的省份基地建设数量激增，如西北地区的陕西，华北地区的山西、内蒙古，东北三省地区，华中地区的河南、湖北，华东地区的安徽、福建，等等。

表 4-1　2015~2020 年全国各省份森林康养基地试点建设单位数量

单位：个

省份	2015 年	2016 年	2017 年	2018 年	2019 年	2020 年	合计
北京	0	1	1	1	1	2	6
天津	0	0	0	0	1	1	2

① 国家林业和草原局. 2021 森林康养产业大事回眸［DB/OL］.（2022-01-11）［2022-03-09］. http://www.forestry.gov.cn/main/5383/20220124/095721521731492.html.

续表

省份	2015 年	2016 年	2017 年	2018 年	2019 年	2020 年	合计
河北	0	0	1	4	3	1	9
山西	1	0	2	9	20	14	46
内蒙古	0	4	6	7	3	3	23
辽宁	1	2	1	0	6	5	15
吉林	4	9	3	8	11	3	38
黑龙江	2	0	5	6	3	17	33
上海	0	0	0	0	0	0	0
江苏	1	1	0	3	3	1	9
浙江	2	10	3	4	11	3	33
安徽	4	1	2	1	2	2	12
福建	2	2	0	5	18	21	48
江西	2	2	2	5	5	3	19
山东	0	2	3	8	2	20	35
河南	1	7	7	15	20	14	64
湖北	1	6	4	13	19	30	73
湖南	4	11	6	6	14	6	47
广东	1	1	0	6	14	16	38
广西	2	3	3	5	1	4	18
海南	0	4	4	3	5	4	20
重庆	0	3	5	1	7	2	18
四川	1	13	6	6	11	15	52
贵州	4	7	13	16	9	0	49
云南	0	6	12	5	17	22	62
西藏	0	0	0	0	3	1	4
陕西	0	2	3	1	12	5	23
甘肃	0	0	0	0	4	6	10
青海	1	0	2	3	3	2	11
宁夏	1	0	0	0	0	1	2
新疆	1	2	4	0	1	0	8
合计	36	99	98	141	229	224	827

资料来源：根据中国林业产业联合会发布的相关年份的国家级森林康养试点建设单位的通知整理而成。

第二节 云南省森林康养产业发展现状

云南省森林康养产业发展势头迅猛。如果以国家级森林康养基地的认定作为中国当代森林康养产业发展进入正轨的起点，则云南森林康养产业发展呈加速度的趋势。

2015 年，中国林业产业联合会确定并公布了第一批全国森林康养基地试点建设单位，共 36 个，其中并无云南省试点单位。到 2016 年，云南省有 6 个森林康养基地试点建设单位入选，分别是天宁矿业森林康养基地、万马林场森林康养基地、景洪市大黑山林场（嘎洒森林公园）森林康养基地、卧云山景区森林康养基地、普洱三国庄园森林康养基地、百草园森林庄园康养基地，这也是云南省最早的一批森林康养基地试点建设单位。2017~2021 年（除某些年份），云南省森林康养基地试点建设单位不断增加，多个森林康养试点市（县）、森林康养试点乡（镇）及森林康养人家入选，森林康养基地试点在云南省各地如火如荼地开展（见表 4-2）。

表 4-2　2015~2021 年云南省各州（市）森林康养基地试点建设单位数量

单位：个

州（市）	2015 年	2016 年	2017 年	2018 年	2019 年	2020 年	2021 年	合计
昆明	0	3	4	2	1	1	0	11
曲靖	0	0	0	0	1	3	1	5
玉溪	0	0	2	0	0	1	1	4
保山	0	0	1	1	1	0	3	6
昭通	0	0	0	1	0	0	0	1
丽江	0	0	0	0	0	5	0	5
普洱	0	1	1	0	9	2	3	16
临沧	0	0	0	0	0	0	0	0
楚雄	0	1	1	0	2	3	0	7

续表

州（市）	2015 年	2016 年	2017 年	2018 年	2019 年	2020 年	2021 年	合计
红河	0	0	1	1	1	0	2	5
文山	0	0	0	0	1	1	2	4
西双版纳	0	1	2	0	0	1	2	6
大理	0	0	0	0	0	1	1	2
德宏	0	0	0	0	0	2	0	2
怒江	0	0	0	0	1	0	0	1
迪庆	0	0	0	0	0	2	0	2
合计	0	6	12	5	17	22	15	77

资料来源：根据中国林业产业联合会发布的相关年份的国家级森林康养试点建设单位的通知整理而成。

2020 年 11 月，中国林业产业联合会发布的《关于公布 2020 年全国森林康养基地试点建设单位的通知》显示，云南共有 32 地入选[①]；2020 年，国家林业和草原局办公室、民政部办公厅、国家卫生健康委员会办公厅、国家中医药管理局办公室公布的国家森林康养基地（第一批）名单中，云南有 3 地 2 单位入选，分别为墨江哈尼族自治县、普洱市思茅区、腾冲市、红河州龙韵养生谷、昆明潘茂野趣庄园森林康养基地。其中，腾冲市森林覆盖率高达 73.9%，[②] 在推行试点建设单位后，出台了本市森林康养产业发展规划，并开发了医养科技类、农林种植养殖类、自然教育类、生态康养类等八大类康养项目；普洱市思茅区森林、矿产、水能资源优势明显，素有"林中之城"的美誉，且位于世界茶叶原产地中心；墨江哈尼族自治县的森林树种以思茅松为主，并有柏树、椿树等众多适宜康养基地种植的树种，更有众多国家级保护植物。

---

① 杨婧瑶. 云南 32 地成为全国森林康养基地试点单位 [EB/OL]. (2020-11-19) [2022-03-12]. http://union. china. com. cn/txt/2020-11/19/content_41365569. html.

② 云南省人民政府. 保山市全力推进生态文明建设和环境保护工作——擦亮生态品牌 展现别样精彩 [R/OL]. (2020-06-11) [2022-03-12]. https://www. yn. gov. cn/ywdt/zsdt/202006/t20200611_205384. html.

《2021 年国家级森林康养试点建设单位认定结果公示公告》显示，云南省共有 28 家单位入选，其中，3 家单位入选"2021 年国家级全域森林康养试点建设县（市、区）"，5 家单位入选"2021 年国家级全域森林康养试点建设乡（镇）"，15 家单位入选"2021 年国家级全域森林康养试点建设基地"，5 家单位入选"2021 年中国康养人家"。

第三节 云南省森林康养产业存在的问题

一 资源利用效率低

云南森林覆盖率达 65.04%，森林蓄积量 20.67 亿立方米，林地面积 4.24 亿亩，森林资源丰富，林地空间广阔，生态环境良好，拥有丰富的生态资源、物种资源、中药材资源、景观资源，具有发展林草产业的优越条件。然而，在森林康养产业快速发展的过程中，部分企业及相关部门在未能深刻理解森林康养产业发展内涵及要求的情况下，较为片面地追求以现有森林为依托开发新的旅游项目，此类项目看似依托良好的自然生态环境，但实际上与传统的旅游项目并无差异，这偏离了森林康养产业的发展初衷，也不利于森林康养全产业链、价值链的打造。

此外，促进森林康养产业发展的相关政策指导较为宏观、标准比较笼统，缺乏具体的实施标准，这使得相关企业及部门在实施落地的过程中过于依赖以往的建设经验，难以充分发挥云南省特有的丰富多样的资源优势。且当下各省份积极打造差异化、特色化的森林康养产业品牌，云南省森林资源利用效率不足、特色化建设程度不够使得其难以脱颖而出，更难实现打造特色森林康养业品牌的目标。

二 市场建设有待加强

第一，云南省森林康养产业的市场规模相对较小。尽管随着人们对健康生活的日益重视和科技的不断进步，森林康养已成为一种热门的休闲方式，越来越多的人在节假日选择以森林康养、森林疗养等形式放松身心。但是相对于德国、日本、美国等已经拥有比较完备的森林康养市场以及国内的四川、重庆、贵州等走在森林康养产业发展前端的省份，云南省的森林康养市场仍处于起步阶段，市场潜力有待挖掘。当下，政府相关部门对森林康养市场拓展的重视程度及扶持力度不够，导致愿意进入该领域的投资者不多，而已经进入的投资者盲目投资，资源使用效率低下，难以真正有效地拓展森林康养市场。消费者对于森林康养产业的认知模糊、认知渠道单一，也导致市场拓展艰难，后期应当提高消费者对森林康养的认知度，创造更多的市场需求。

第二，云南省的森林康养产品同质化现象比较普遍。大部分产品停留在景区观光、休闲娱乐的层面上，缺乏差异化的产品和服务。雷同的产品与服务使得市场竞争更为残酷，且这样的市场竞争模式也让消费者难以选择，使其更加偏向于选择其他特色化明显的康养旅游目的地，这既不利于市场良性健康发展，也限制了森林康养产业的进一步发展。云南省的森林康养企业应当把重点放在提高服务质量、增强创新意识上来，通过发掘当地特色、文化、历史等元素，将其融入产品与服务中，提升产品与服务的独特性和观赏性。

三 基础设施薄弱

森林康养基地的建设在一定程度上影响着产业的发展，完备的设施能够为消费者带来更加便利的服务，也能助力打造特色化的森林康养基地品牌，但是当下云南省森林康养基地的建设还存在一定的问题。一方面，道路水电等基础设备还不完备，云南省山地众多，有部分地区依山而建，在此类地区开发森林康养项目会面临道路及排水、供电设施难以建设的困难，致使设施设备不足；另一方面，安全保障措施建设不足，雨季时期极易发生山体滑坡，无论是对当地群众还是对游客均容易造成较大的危害，干旱时期也容易引起森林火灾，使得救援工作困难。云南省森林康养项目应当考虑其特殊地形、地势及气候规律，配备相应的应急救援设施，并建立一支专业的自然灾害救援队伍。

四　缺乏复合型人才

云南省的森林康养产业缺乏复合型人才，这在一定程度上制约了产业的发展。一些森林康养企业由于员工掌握技能较为单一、专业训练程度不足等，无法提供复合型的产品和服务，难以获得消费者的认可，从而无法在市场竞争中获取优势。这是由于现阶段中国的森林康养行业人才大多从旅游业、康复业等行业转入，只具备单一领域的相关技能，无法满足森林康养行业对复合型人才的需求。在某种程度上，专业人才的匮乏已成为制约森林康养产业发展的一个重要因素。同时，学校是人才培养的重要场所，不仅能够为社会发展提供源源不断的人才，还能为森林康养产业发展提供所需的复合型人才，但国内高校只有极少数学校开设森林康养专业，多从旅游或者康复等单一视角培养康养旅游人才，这不利于森林康养产业复合型人才的培养。

五　政策支持不足

第一，宣传力度不够。森林康养作为一种新型产业，在推动经济发展的同时，可将部分营收用于保护森林资源，从而实现良性循环。森林康养项目的实施会使云南省多方受益，如财政收入增长、自然资源受到保护、人们通过享受服务缓解压力等。然而，大多数人对其认知较少，主要是由于获取信息渠道较为单一，宣传力度不够。

第二，资金投入不足。森林康养产业是体系化的建设，在具备森林资源的前提下，需配套旅游、养生、健身等设施，耗资较多。云南省森林康养产业虽然初具雏形，但还没有形成完整的产业链，同时其成本回收时间较长，无法引起社会资金的广泛关注，加之政府资金缺乏明确的政策倾向性，使得森林康养产业发展受到资金支持方面的限制。

本章参考文献

［1］姚明凤，邹再进．云南森林康养产业发展研究综述［J］．农村经济与科技，2022，33（13）：68-71.

［2］周毅嵘，张微．基于 Citespace 的国内森林康养研究进展分析［J］．内蒙古财经大学学报，2022，20（01）：122-126.

［3］林产．疫情之下 森林康养产业活力不减［J］．绿色中国，2022（02）：36-39.

［4］刘芳，邹再进．云南省森林康养基地建设对策探究［J］．林业建设，2022（01）：29-32.

第五章　云南森林康养产业竞争力分析

对于像森林康养这样的新兴产业，要加速发展，必须不断挖掘其潜力，加快培育其竞争力，以使其获得可持续发展的能力。本章从云南省在全国的竞争力现状和云南省内部各区域竞争力现状两个层面展开分析：一方面，找准云南省与全国各地相比存在的差距；另一方面，也为支持省内优势区域优先发展、扶持弱势区域追赶发展提供政策依据。

第一节　森林康养产业竞争力内涵及要素模型

产业竞争力，也就是通常所说的国际产业竞争力，指某个国家或者地区的某项特定产业，在全球或全国贸易中所表现出来的竞争能力，具体而言，便是相对于其他国家或地区在生产效率以及满足市场需求中所表现出来的能力。产业竞争力是国际贸易研究中的热点，相关的定义较多，比如有学者认为产业竞争力是在自由贸易的前提条件下，一国特定产业的竞争力指其相比于他国更高的生产力以及更好地满足国际市场需求的能力。该定义将产业竞争力的核心界定为比较生产力，产业只有在具备比较生产力的基础上，才可能形成产业竞争力。也有研究认为产业竞争力指某国特定产业在公平公正的市场环境中能够有效提供产品和服务的能力，该定义更加看重产业的有效供给能力。从这个角度出发，我们可以将产业竞争力定义为自由市场环境中，某国产业在生产以及市场供给中的竞争力。

森林康养产业竞争力包括产业竞争中显性的竞争实力和可以预见的潜在能力，研究森林康养产业竞争力一方面要客观、准确地描述产业竞争的结果，另一方面要充分挖掘影响和确定产业竞争力强弱的关键因素。[①] 因此，为了解森林康养产业竞争力的强弱，从已有的森林资源、交通资源等来观察云南省森林康养产业竞争中显性的竞争实力，从人口、科技人员数量、环境状况等来观察森林康养产业竞争力中可以预见的潜在能力。

常见的竞争力要素模型主要有钻石模型和国际竞争力模型。

钻石模型由迈克尔·波特提出，他以发达国家为背景，分析上百种产业的发展历程，并提出该模型用于分析产业的国际竞争力。该动态模型由四个关键因素和两个辅助因素构成，其中，四个关键因素关系到企业的生存和经营，分别为生产要素，需求条件，相关及支持产业，企业战略、结构和同业竞争；机遇和政府是两个辅助要素。上述六个因素用图形表示类似钻石形状，故称为钻石模型。[②]

该钻石体系中，生产要素是一国经济发展的基本条件，包括人力等五大类资源，反映一国在特定产业竞争中的表现；需求条件反映市场对该产业产品与服务的需求状况，直接影响国内市场的大小、性质与成长速度和企业创新与发展的动力；相关及支持产业包括参与竞争的上下游产业，这些产业的健全程度、国际竞争力水平及协同发展情况都会影响该产业的竞争力；企业战略、结构和同业竞争包括企业的组织形态、管理模式、股权结构、资本市场结构以及国内市场竞争对手的表现情况等；机遇主要指影响国家竞争力的一些可变偶然因素；政府是指影响国际竞争力的政府管理体制，包括积极和消极两方面影响。钻石模型具有较强的理论性和实践性，在政界、商界和学术界的认可度较高。但该模

---

① 赵君. 基于生态位的云南森林康养产业竞争力研究 [D]. 西南林业大学, 2020.
② 孙靖皓，陈冰清，杜长亮. "钻石模型" 视域下江苏省体育产业发展研究 [J]. 体育文化导刊, 2019 (07): 93-99.

型也存在一定不足，如其侧重外在环境因素分析，不重视产业内部和企业内部因素的作用，且忽略了国外市场的跨国效应，因此，经济学家们进一步拓展了波特的钻石模型。新的国际竞争力模型主要有两类：一类是要素修正模型，即只是增加模型的关键要素，不改变波特的钻石模型数量；另一类是模型修正，即拓展单钻石模型为双钻石或多钻石模型等，极大地丰富了国际竞争力模型体系。

中国人民大学竞争力与评价研究中构建的国际竞争力模型，包括核心竞争力、基础竞争力和环境竞争力 3 个层次。该模型认为，一个国家竞争力水平的高低并非完全取决于经济实力方面的表现，如总产出、对外贸易额等，还受基础设施、自然资源、政府管理及国民素质等方方面面的影响。只有合理优化竞争过程，不断提升竞争效率，才能保障整个经济系统有效运行，才能将经济实力转化为国际竞争力。[①]

根据全国相关数据的特征及可得性，在对中国省域森林康养产业竞争力进行评价时借鉴波特钻石模型进行指标体系构建。在对云南省 16个州（市）森林康养产业竞争力进行评价时，根据云南省森林康养产业发展特点以及数据可得性，应用修正后的国际竞争力模型进行指标体系构建。

第二节　云南在中国省域森林康养产业
发展中的竞争力分析

一　评价指标体系构建

党的十八大以来，以习近平同志为核心的党中央高度重视生态文明建设，提出"绿水青山就是金山银山"的创新理念，简称"两山"理念。而森林康养是基于森林生态保护属性发展起来的林业产业新业态，

---

① 杨雪星. 中国绿色经济竞争力研究 [D]. 福建师范大学，2016.

探索"绿水青山就是金山银山"的转化通道,[1] 因此森林康养产业竞争力评价也应结合并贯彻"两山"理念,着重将生态要素考虑在内。

现有的竞争力评价理论模型大多基于波特的钻石模型构建指标评价体系,钻石模型对于分析产业竞争力具有普适性,已经得到学术界的广泛认可,用于研究森林康养产业竞争力较为合适。

结合"两山"理念与"钻石"理论以及森林康养产业特点,本研究创新性地构建修正钻石模型。在钻石理论中,由于企业战略、结构和同业竞争以及机会要素在森林康养产业竞争力评价中无法被量化,因此拟选取生产要素、需求条件、相关及支持产业三个基本要素以及政府这一辅助要素。此外,考虑到"两山"理念涉及的环境问题并结合全国森林康养产业发展特点,创新性地引入生态要素,构建成新的钻石模型。

通过综合考虑指标代表性以及数据可收集性,依据理论分析框架从生产要素、需求条件、相关及支持产业、政府要素以及生态要素五个维度进行指标体系设计,对不同要素的观测指标说明如下。

(一)生产要素

生产要素主要选取对森林康养产业发展发挥关键影响作用的物质资源,应当包括:(1)森林资源状况,包括森林覆盖率、森林蓄积量、森林面积;(2)森林康养资源状况,包括国家森林公园、国家级自然保护区以及森林康养基地试点建设单位数量。

(二)需求条件

需求条件通常围绕消费者数量以及消费水平来进行,且参与森林康养活动的群体以城镇老年人居多,因此首先选用城镇化率、老龄化率以及城镇居民人均可支配收入三项指标;由于森林康养服务需求与旅游业发展具有强关联性,此处加入每万人接待林草游客人次以及林草旅游人均消费两项指标。此外,森林康养学术关注度在一定程度上也可以反映

---

[1] 孙一,牟莉莉,江海旭,王恒. 供给侧改革推进森林康养产业化发展的创新路径 [J]. 湖南社会科学,2021(01):72-79.

出本产业的市场状况，因此加入森林康养学术关注度指标。

（三）相关及支持产业

相关及支持产业主要选取了支撑森林康养产业发展的基础设施及人力资源情况，此处均选用相对指标，以此反映各省份的基础条件以及接待能力，具体包括等级公路密度，铁路密度，单位面积机场数，每千人口卫生技术人员，餐饮、住宿业从业人员比重，单位面积森林公园职工数以及游步道密度。

（四）生态要素

生态环境竞争力需反映各省份生态环境状况，主要选取了空气优良率、单位面积废水中主要污染物排放化学需氧量、单位面积废气中二氧化硫排放量、单位面积突发环境事件等作为生态环境指标。

（五）政府要素

政府行为对于森林康养产业发展发挥着至关重要的作用，为了量化政府在森林康养产业发展过程中的影响，选取各省份出台专项政策项数以及营商环境指数来反映政府支持作用。

由于各省份的人口数量和土地面积存在较大差异，为了消减在评价时因此可能导致的误差，在需求条件、相关及支持产业以及生态环境三个层面的绝大部分指标均采用平均指标；而丰富的物质资源基础是森林康养产业发展壮大的先决条件，其对于森林康养产业竞争力发挥着关键性作用，因此生产要素指标选用总量指标，指标体系设计见表5-1。

表5-1　中国各省份森林康养产业竞争力评价指标体系

一级指标	二级指标	三级指标	单位	指标属性
森林康养产业竞争力	生产要素	森林覆盖率	%	+
		森林蓄积量	万立方米	+
		森林面积	万公顷	+
		森林康养基地试点建设单位数量	个	+
		国家森林公园数量	个	+
		国家级自然保护区数量	个	+

续表

一级指标	二级指标	三级指标	单位	指标属性
森林康养产业竞争力	需求条件	城镇化率	%	+
		老龄化率	%	+
		城镇居民人均可支配收入	元	+
		每万人接待林草游客人次	人	+
		林草旅游人均消费	元	+
		森林康养学术关注度	篇	+
	相关及支持产业	等级公路密度	公里/万千米^2	+
		铁路密度	公里/万千米^2	+
		单位面积机场数	处/万千米^2	+
		每千人口卫生技术人员	人	+
		餐饮、住宿业从业人员比重	%	+
		单位面积森林公园职工数	人/公顷	+
		森林公园游步道密度	千米/公顷	+
	生态要素	单位面积突发环境事件	次/万千米^2	-
		单位面积废气中二氧化硫排放量	吨/万千米^2	-
		单位面积废水中主要污染物排放化学需氧量	吨/万千米^2	-
		空气优良率	%	+
	政府要素	出台专项政策项数	项	+
		营商环境指数	分	+

二 数据来源

本研究的数据主要来源于国家统计局发布的《中国统计年鉴 2021》和《中国林业和草原统计年鉴 2020》（其中森林资源数据为年鉴中记载的第九次全国森林资源清查结果）；全国森林康养基地试点建设单位数量通过对中国林业产业联合会 2015~2020 年发布的全国森林康养基地试点建设单位名单统计而来；中国民用航空机场数来源于中国民用航空局发展计划司发布的《2021 年全国民用运输机场生产统计公报》；出台专项政策项数根据政府官方网站公开信息整理；森林康养学术关注度数

据来源于中国知网，将其量化为高级检索中以"森林康养"和各省份为主题的学术期刊检索数量，由于论文发表周期较长，因此将发表时间前推一年作为当年的学术关注度指标数据，即用 2021 年发表论文数量作为 2020 年森林康养学术关注度数据。

三 分析方法

从客观性及可行性原则出发，选择熵权 TOPSIS 法来评价中国省域森林康养产业竞争力，对省域森林康养产业综合竞争力及准则层竞争力水平进行评价与排名，以计算出的竞争力得分作为参考序列，用灰色关联分析法进行影响因素分析，从而提出针对性建议。

熵权 TOPSIS 法是指运用熵权法确定指标权重 W_j，再通过 TOPSIS 法（优劣解距离法）计算各评价对象与最优解之间的相对接近度 C_i，相对接近度越大，说明竞争力水平越高，并以 C_i 值为依据，对各省份进行竞争力水平排序；灰色关联分析法则是通过灰色关联度计算各影响因素与产业竞争力的相关程度。[①]

（一）采用熵值法确定指标权重

首先，为了消除量纲影响，对指标值进行规范化处理。常用的方法有建立评价等级表、简单归一化法、向量归一化法、线性比例变换法以及极差变换法。

本研究采用极差变换法对原始数据进行标准化处理。

若 $X_j^* = \max\limits_{1 \le i \le m} X_{ij}$，$X_j^0 = \min\limits_{1 \le i \le m} X_{ij}$，

则对于正向指标：

$$V_{ij} = \frac{X_{ij} - X_j^0}{X_j^* - X_j^0} \quad (1 \le i \le m; \ 1 \le j \le n) \tag{5-1}$$

对于负向指标：

---

① 王刚，陈伟，曹秋红. 基于 Entropy-Topsis 的林业产业竞争力测度 [J]. 统计与决策，2019，35（18）：55-58.

$$V_{ij} = \frac{X_j^* - X_{ij}}{X_j^* - X_j^0} \quad (1 \leq i \leq m;\ 1 \leq j \leq n) \tag{5-2}$$

熵值法是一种客观赋权法，通过各指标所含信息量的大小确定指标权重，其主要计算步骤如下。

第一步，假设有 m 个方案，n 个指标，V_{ij} 表示第 i 个方案的第 j 个指标值。

第二步，计算第 i 个方案的第 j 个指标值在所有方案中占的比重 P_{ij}：

$$P_{ij} = \frac{V_{ij}}{\sum\limits_{i=1}^{m} V_{ij}} \tag{5-3}$$

第三步，计算各指标的信息熵 E_j：

$$E_j = -k \sum\limits_{i=1}^{m} P_{ij} \ln P_{ij} \tag{5-4}$$

（其中 k 为正常数，一般令 $k = 1/\ln m$，此处 $m = 31$）

第四步，计算各指标的差异系数 G_j：

$$G_j = 1 - E_j \tag{5-5}$$

第五步，计算各指标的权重 W_j：

$$W_j = \frac{G_j}{\sum\limits_{j=1}^{n} G_j} \tag{5-6}$$

（二）TOPSIS 法进行竞争力排序

TOPSIS 法又称优劣解距离法，通过构造理想解和负理想解，即各指标的最优解和最劣解，并用靠近理想解和远离负理想解的程度作为各评价方案的依据。基本步骤如下。

首先，将通过熵值法得出的指标权重代入公式，得到加权矩阵：

$$\mathbf{Z} = \left[z_{ij} \right]_{m \times n} = \left[W_j \times V_{ij} \right]_{m \times n} \tag{5-7}$$

其次，确定理想解 S^+ 和负理想解 S^-：

$$\begin{cases} S^+ = \max(z_{1j}, z_{2j}, \cdots, z_{nj}) \\ S^- = \min(z_{1j}, z_{2j}, \cdots, z_{nj}) \end{cases} \tag{5-8}$$

再次，计算各评价对象与理想解、负理想解之间的欧氏距离 D_i^+、D_i^-：

$$\begin{cases} D_i^+ = \sqrt{\sum_{j=1}^{n} (S^+ - z_{ij})^2} \\ D_i^- = \sqrt{\sum_{j=1}^{n} (S^- - z_{ij})^2} \end{cases} \tag{5-9}$$

最后，计算各评价对象与最优解之间的相对接近度 C_i：

$$C_i = \frac{D_i^-}{D_i^- + D_i^+} \tag{5-10}$$

其中 $C_i \in [0, 1]$，C_i 值越大，表明省份 i 的森林康养产业竞争力水平越高。

四　灰色关联分析

为了进一步确定各因素对森林康养产业竞争力的影响贡献度，采用灰色关联分析法进行分析，确定森林康养产业竞争力的关键影响因素。灰色关联分析法是采用对反映各因素变化特性的数据序列所进行的集合比较的一种方法，其基本步骤如下。

首先，确定参考序列。由于要考察森林康养产业竞争力与各指标之间的关系，因此选择上文得出的森林康养产业竞争力综合得分为参考序列，无量纲化处理后的选定指标数据为比较序列。现设参考序列为 x_0，比较序列为 x_i。

其次，计算关联系数：

$$\xi_i(k) = \frac{\min\limits_{i}\min\limits_{k} |x_0(k) - x_i(k)| + \rho\max\limits_{i}\max\limits_{k} |x_0(k) - x_i(k)|}{|x_0(k) - x_i(k)| + \rho\max\limits_{i}\max\limits_{k} |x_0(k) - x_i(k)|} \tag{5-11}$$

式（5-11）中：$\xi_i(k)$ 为灰色关联系数；$x_i(k)$ 为第 i 个指标的第 k 个评价对象；$|x_0(k) - x_i(k)|$ 为参考序列与比较序列的绝对差；ρ 为

灰色分辨系数，通常取 0.5。

最后，计算各指标关联度：

$$\gamma_{0i} = \frac{1}{m} \sum_{k=1}^{m} \xi_i(k) \qquad (5-12)$$

式（5-12）中：$i = 1, 2, \cdots, m$；$k = 1, 2, \cdots n$；γ_{0i} 表示比较序列对参考序列的关联度，γ_{0i} 越接近 1，则该影响因素与森林康养产业竞争力的相关性越大；m 为指标个数。

五 全国省域森林康养产业竞争力实证分析

首先，运用熵值法计算出指标体系中各级指标对于目标层的权重；其次，运用 TOPSIS 法，根据指标权重与标准化数据构建加权矩阵，确定正、负理想解并计算出各省份与正、负理想解之间的欧氏距离 D_i^+、D_i^-；最后，得出各省份与最优解之间的相对接近度 C_i，结果如表 5-2 所示。

表 5-2 TOPSIS 法评价结果

省份	D_i^+	D_i^-	C_i（综合得分）	排名
北京	0.204	0.103	0.335	4
天津	0.222	0.050	0.184	25
河北	0.221	0.036	0.141	27
山西	0.185	0.090	0.328	8
内蒙古	0.210	0.076	0.266	14
辽宁	0.217	0.042	0.160	26
吉林	0.208	0.065	0.238	16
黑龙江	0.203	0.096	0.322	9
上海	0.186	0.150	0.447	2
江苏	0.196	0.070	0.262	15
浙江	0.186	0.077	0.292	10
安徽	0.206	0.051	0.199	22
福建	0.173	0.086	0.332	7
江西	0.186	0.070	0.274	12
山东	0.214	0.049	0.187	24
河南	0.208	0.053	0.203	21

续表

省份	D_i^+	D_i^-	C_i（综合得分）	排名
湖北	0.206	0.063	0.235	17
湖南	0.178	0.089	0.332	6
广东	0.203	0.062	0.233	19
广西	0.189	0.077	0.288	11
海南	0.214	0.052	0.194	23
重庆	0.197	0.060	0.233	18
四川	0.164	0.114	0.410	3
贵州	0.155	0.160	0.508	1
云南	0.190	0.095	0.333	5
西藏	0.221	0.081	0.267	13
陕西	0.201	0.057	0.220	20
甘肃	0.229	0.032	0.123	30
青海	0.233	0.030	0.115	31
宁夏	0.224	0.031	0.123	29
新疆	0.226	0.035	0.135	28

为进一步分析各省份森林康养产业发展存在的问题，利用熵权 TOPSIS 评价模型对森林康养产业竞争力的准则层指标进行评价（见表 5-3）。

表 5-3　准则层指标评价得分及排名情况

省份	资源竞争力		市场竞争力		基础条件竞争力		环境竞争力		政府竞争力	
	C_i	R	C_i	R	C_i	R	C_i	R	C_i	R
北京	0.159	26	0.395	6	0.434	2	0.639	15	0.145	15
天津	0.033	31	0.169	22	0.272	4	0.271	30	0.060	22
河北	0.178	25	0.152	26	0.144	18	0.343	29	0.067	20
山西	0.234	18	0.305	12	0.135	19	0.398	26	0.613	2
内蒙古	0.611	4	0.166	23	0.114	21	0.740	7	0.035	27
辽宁	0.250	17	0.187	20	0.133	20	0.358	28	0.044	26
吉林	0.447	6	0.318	11	0.104	24	0.711	10	0.058	24

续表

省份	资源竞争力		市场竞争力		基础条件竞争力		环境竞争力		政府竞争力	
	C_i	R	C_i	R	C_i	R	C_i	R	C_i	R
黑龙江	0.743	2	0.386	7	0.057	29	0.714	9	0.046	25
上海	0.040	30	0.326	9	0.881	1	0.447	24	0.141	17
江苏	0.096	27	0.227	17	0.380	3	0.382	27	0.159	10
浙江	0.314	15	0.450	5	0.225	6	0.684	12	0.154	12
安徽	0.184	24	0.206	18	0.213	8	0.504	23	0.151	13
福建	0.426	7	0.501	3	0.179	11	0.694	11	0.256	6
江西	0.361	11	0.339	8	0.167	14	0.642	14	0.257	5
山东	0.222	20	0.197	19	0.215	7	0.226	31	0.085	18
河南	0.312	16	0.153	25	0.171	13	0.423	25	0.147	14
湖北	0.397	10	0.238	16	0.184	10	0.556	20	0.064	21
湖南	0.402	9	0.530	2	0.162	15	0.597	17	0.249	8
广东	0.348	12	0.241	15	0.177	12	0.550	21	0.171	9
广西	0.405	8	0.295	13	0.089	26	0.774	6	0.368	4
海南	0.233	19	0.157	24	0.209	9	0.795	4	0.072	19
重庆	0.210	21	0.258	14	0.253	5	0.636	16	0.154	11
四川	0.726	3	0.469	4	0.104	23	0.657	13	0.507	3
贵州	0.328	14	0.684	1	0.151	16	0.584	18	0.926	1
云南	0.744	1	0.326	10	0.094	25	0.824	3	0.141	16
西藏	0.566	5	0.134	28	0.027	31	0.986	1	0	31
陕西	0.337	13	0.124	29	0.151	17	0.573	19	0.25	7
甘肃	0.190	23	0.072	31	0.062	28	0.786	5	0.021	30
青海	0.092	28	0.088	30	0.066	27	0.895	2	0.028	29
宁夏	0.061	29	0.177	21	0.110	22	0.533	22	0.059	23
新疆	0.207	22	0.138	27	0.042	30	0.717	8	0.028	28

（一）综合评价结果解读

从评价结果可以看出，中国省域森林康养产业综合竞争力最强的是贵州（综合得分为 0.508 分），青海综合竞争力较强（得分为 0.115 分），二者间综合竞争力差异显著。

31 个省份综合竞争力的平均得分为 0.255 分，其中有 15 个省份的综合得分高于平均得分，即森林康养产业竞争力水平高于平均水平的省份占 48%，16 个省份的综合得分低于平均得分，占 52%，说明大部分省份森林康养产业竞争力处于中低水平。

西南地区（贵州、重庆、四川、云南、西藏）综合竞争力平均水平（根据相对接近度的算术平均值所得）最强；华东地区（山东、江苏、浙江、上海、安徽、江西、福建）的综合竞争力平均水平较强；华中地区（河南、湖北、湖南）、华北地区（内蒙古、河北、北京、天津、山西）综合竞争力平均水平居中，且二者相差无几；东北地区（黑龙江、吉林、辽宁）、华南地区（广东、广西、海南）的综合竞争力平均水平较弱；西北地区（陕西、甘肃、宁夏、青海和新疆）综合竞争力平均水平最弱（见表 5-4）。

表 5-4 各地区森林康养产业综合竞争力平均得分及排名情况

	华东	华中	华北	华南	西南	西北	东北
平均得分（分）	0.2847	0.2567	0.2508	0.2383	0.3502	0.1432	0.2400
排名	2	3	4	6	1	7	5

根据 TOPSIS 法评价结果，各省份根据森林康养产业竞争力综合得分情况如图 5-1 所示。

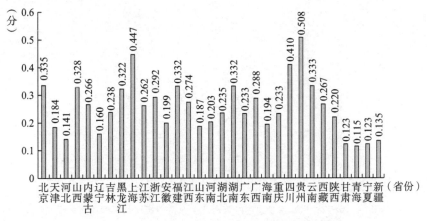

图 5-1 各省份森林康养产业竞争力综合得分情况

从图 5-1 可知，贵州、上海、四川森林康养产业综合竞争力遥遥领先，位于第一梯队；其次为北京、云南、福建、湖南、山西、黑龙江、浙江、广西，其综合竞争力相对较强，位于第二梯队；第三梯队包括江西、西藏、内蒙古、江苏、吉林、湖北、广东以及重庆，这些省份的综合竞争力处于中等水平；陕西、河南、安徽、海南、山东、天津位于第四梯队，森林康养产业综合竞争力较弱；辽宁、河北、新疆、甘肃、宁夏、青海位于第五梯队，森林康养产业综合竞争力最弱。总体来看，中国的西南地区森林康养产业综合竞争力最强，随着向中部地区延伸，森林康养产业综合竞争力逐渐减弱，西北地区综合竞争力最弱。

（二）准则层竞争力评价结果解读

从准则层指标评价结果得分及排名来看，各个省份在五个要素层的发展状况并不均衡。为了解各准则层竞争力水平的区域差异，各省份的各层得分情况如下。

1. 资源竞争力评价结果

结合图 5-2 以及各省份资源竞争力得分来看，云南省得分最高，其次为黑龙江、四川，分别位列第二、第三，且与云南的得分差距不大；内蒙古、西藏、吉林、福建、广西、湖南得分均在 0.4 分以上，资源竞争力较强；湖北、江西、广东、陕西、贵州、浙江、河南、辽宁、

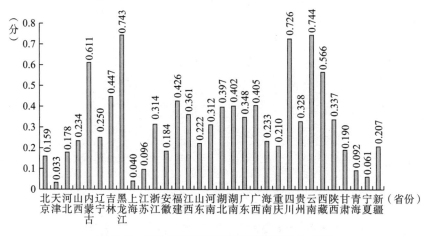

图 5-2 各省份森林康养产业资源竞争力水平

山西、海南、山东、重庆、新疆得分为 0.2~0.4 分，资源竞争力相对较弱；甘肃、安徽、河北、北京、江苏、青海、宁夏、上海、天津得分均在 0.2 分以下，是中国森林康养产业资源竞争力最弱的地区，也说明这些省份森林资源状况不容乐观。总体来看，东北地区与西南地区的资源竞争力得分较高，随着向中部地区延伸，资源竞争力得分逐渐降低。

2. 市场竞争力评价结果

如图 5-3 所示，各省份在市场竞争力水平上呈明显的地域差异：南部地区及东北部地区较强；而中西部地区得分偏低，竞争力较弱，总体呈现由东南地区向西北地区市场竞争力逐渐减弱的趋势。根据市场竞争力得分及排名情况具体来看：贵州、湖南、福建、四川、浙江位列前五，相对接近度均在 0.4 分以上，是竞争力最强的区域；北京、黑龙江、江西、上海、云南、吉林、山西、广西、重庆、广东、湖北、江苏、安徽相对接近度在 0.2 分以上，竞争力相对较强；山东、辽宁、宁夏、天津、内蒙古、海南、河南、河北、新疆、西藏、陕西相对接近度介于 0.1 分与 0.2 分之间，市场竞争力相对较弱；青海、甘肃两个省份的相对接近度则不足 0.1 分。

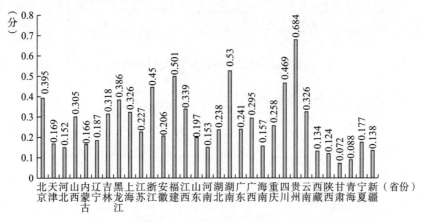

图 5-3　各省份森林康养产业市场竞争力水平

3. 基础条件竞争力评价结果

如图 5-4 所示，从基础条件竞争力得分来看，上海市得分远远领

先，高达 0.881 分，是竞争力最强的区域；北京、江苏紧随其后，分别
位列第二、第三，但与上海市得分尚存在较大差距；天津、重庆、浙
江、山东、安徽、海南得分在 0.2 分以上，基础条件竞争力较强；湖
北、福建、广东、河南、江西、湖南、贵州、陕西、河北、山西、辽
宁、内蒙古、宁夏、四川、吉林得分介于 0.1 分与 0.2 分之间，竞争力
较弱；云南、广西、青海、甘肃、黑龙江、新疆、西藏得分则不足
0.1，整体来看，东部及东南部沿海地区基础条件竞争力较强，总体上
呈从东部地区向西部地区下降，东部沿海地区领先，中部地区居中，西
北地区落后的特征。

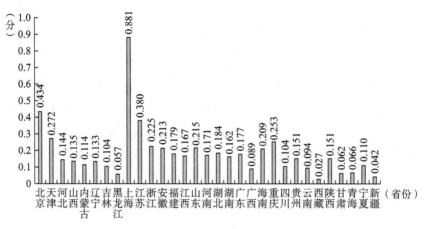

图 5-4　各省份森林康养产业基础条件竞争力水平

4. 环境竞争力评价结果

如图 5-5 所示，在环境竞争力得分中，西藏、青海、云南位列前
三，得分均在 0.8 分以上，是环境竞争力最强的区域；海南、甘肃、广
西、内蒙古、新疆、黑龙江、吉林、福建、浙江、四川、江西、北京、
重庆得分均超过 0.6 分，环境竞争力较强；湖南、贵州、陕西、湖北、
广东、宁夏、安徽、上海、河南得分介于 0.4 分与 0.6 分之间，竞争力
相对较弱；山西、江苏、辽宁、河北、天津、山东得分均不超过 0.4
分，说明其环境状况对森林康养产业支撑严重不足。

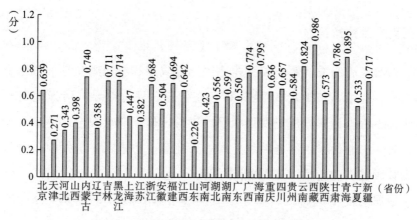

图5-5　各省份森林康养产业环境竞争力水平

5. 政府竞争力评价结果

如图5-6所示，在政府竞争力得分中，贵州得分最高为0.926分，远远领先于其他省份；山西、四川分别位列第二、第三，得分均在0.5分以上；广西、江西、福建、陕西、湖南得分处于0.2分到0.4分之间，政府竞争力处于中等水平；广东、江苏、重庆、浙江、安徽、河南、北京、云南、上海得分介于0.1分与0.2分之间，政府竞争力较弱；山东、海南、河北、湖北、天津、宁夏、吉林、黑龙江、辽宁、内蒙古、新疆、青海、甘肃、西藏14个省份的政府竞争力得分不足0.1分，说明政府对森林康养产业发展重视程度不足，且营商环境不佳。

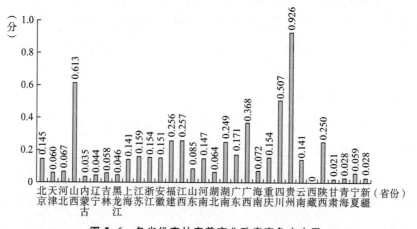

图5-6　各省份森林康养产业政府竞争力水平

六 总体结论

以修正后的波特钻石模型构建中国省域森林康养产业竞争力评价指标体系，运用熵权 TOPSIS 法计算各省份综合评价结果，清晰地展现了目前各省份森林康养产业发展状况，可得出如下两点结论。

第一，通过对中国省域森林康养产业竞争力进行评价发现：中国省域森林康养产业竞争力水平悬殊，总体上呈现"西南地区较高，西北地区最弱"的空间特征；其中，贵州、上海、四川等省份综合竞争力名列前茅，发展势头良好。

第二，贵州、上海、四川、北京、云南是全国森林康养竞争力排名前五的省份，其中贵州、四川、云南均处于西南地区，且森林资源丰富，说明森林康养产业发展与地区森林资源发展状况吻合度较高；北京、上海作为中国的首都和国际化大都市，其在基础条件等方面均远超其他省份，森林康养产业发展实力毋庸置疑。

通过评价结果看出，省域森林康养产业竞争力水平悬殊，森林康养产业竞争力较强的区域一为森林资源丰富的地区，二为经济高度发达地区，这两类地区发展森林康养产业具有较大潜力，其中云南省属于前者。

根据综合评价结果及准则层评价结果，云南省综合森林康养竞争力在全国排名第五，属于森林康养产业发展第一梯队，在影响森林康养发展的五种要素评价当中，云南省的资源竞争力、环境竞争力、市场竞争力均居全国前列，分别排名第一、第三、第十，而基础条件竞争力及政府竞争力整体排名较弱。这说明，云南省发展森林康养产业在资源禀赋、自然环境、市场条件方面具有核心竞争优势，而在相关及支持产业和政府方面则还有很大的提升空间，表明云南省后续发展森林康养产业势必要扬优势、补短板，利用丰富多样的自然环境及资源继续巩固发展优势打造云南省康养产业集群，而基础设施、人才储备、政府支持等方面也要持续加强。

近年来，在"健康中国战略"及"乡村振兴战略"的助推下，森林康养产业的发展也逐步进入了快车道，2018 年云南省《政府工作报告》中首次提出要打造"健康生活目的地"，这是以"健康"为终极目的，打造实现健康目标的综合体平台，而森林康养产业发展正是云南"健康生活目的地"建设的重要依托和基础。云南省依托其显著的资源优势和发展潜力已在全国森林康养产业发展中占有一席之地，但是由于存在基础设施薄弱、人才储备不足等问题，很可能导致云南省森林康养产业发展的后劲不足，所以要想找出云南省康养产业发展的亮点与痛点，我们需对云南省森林康养产业的竞争力水平进行进一步探究。

第三节　云南省各州（市）森林康养产业竞争力评价

一　评价指标体系构建

由于钻石模型中的企业战略、结构和同业竞争以及机遇和政府等多个因素在本研究中均难以被量化，因此选用中国人民大学的国际竞争力模型加以修正构建云南省森林康养产业竞争力评价指标体系。其中模型中的核心竞争力即能为森林康养产业带来比较竞争优势的特有资源，其内容可能涵盖基础竞争力及环境竞争力中的部分指标，考虑到指标体系中的各层指标均要保持相对独立性，尽可能不相互重叠，因此修正模型拟选取资源竞争力、市场竞争力、基础条件竞争力、环境竞争力四个维度来构建评价指标体系（见表5-5）。

（一）资源竞争力

资源竞争力主要选取对森林康养产业发展发挥关键作用的物质资源，应当包括：（1）森林资源状况，包括森林覆盖率、森林蓄积量、森林面积；（2）森林康养试点单位现状，包括森林康养基地试点建设单位数量和森林康养基地试点建设乡镇数量。

（二）市场竞争力

市场竞争力通常围绕消费者数量以及消费水平来进行，且参与森林康养活动的群体以城镇人群居多，因此首先选用城镇人口数以及城镇居民人均可支配收入两项指标；由于森林康养服务需求与旅游业发展具有强关联性，此处加入每万人接待国内外游客人次以及人均旅游消费两项指标；知名度在一定程度上也可以反映出本产业的市场竞争力状况，因此加入森林康养基地知名度指标。

（三）基础条件竞争力

基础条件竞争力主要选取了支撑森林康养产业发展的基础设施建设情况，此处均选用相对指标，以此反映各个州（市）的基础条件优劣，具体包括单位面积公路通车里程、单位面积载客汽车拥有量、单位面积载货汽车拥有量、单位面积机场数以及单位面积航线数量。

（四）环境竞争力

环境竞争力主要选取单位面积工业废气治理设施套数、单位面积工业废气排放量、单位面积工业废水排放量、单位面积农药使用量四项相对指标，其中单位面积工业废气治理设施套数为正向指标，其余均为负向指标。

由于云南省各个州（市）的人口数量和土地面积存在较大差异，为了消减在评价时可能导致的误差，在市场竞争力、基础条件竞争力以及环境竞争力三个层面的绝大部分指标均采用平均指标；而丰富的物质资源基础是森林康养产业发展壮大的先决条件，其对于森林康养产业竞争力发挥着关键性作用，因此资源竞争力指标选用总量指标。

表 5-5 云南省森林康养竞争力评价指标体系

一级指标	二级指标	三级指标	单位	指标属性
森林康养产业竞争力	资源竞争力	森林覆盖率	%	+
		森林蓄积量	万米^3	+
		森林面积	万亩	+
		森林康养基地试点建设单位数量	个	+
		森林康养基地试点建设乡镇数量	个	+
	市场竞争力	城镇人口数	万人	+
		城镇居民人均可支配收入	元	+
		每万人接待国内外游客人次	万人	+
		人均旅游消费	万元	+
		森林康养基地知名度	分	+
	基础条件竞争力	单位面积公路通车里程	公里/万公顷	+
		单位面积载客汽车拥有量	万辆/万公顷	+
		单位面积载货汽车拥有量	万辆/万公顷	+
		单位面积机场数	处/万公顷	+
		单位面积航线数量	条/万公顷	+
	环境竞争力	单位面积工业废气治理设施套数	套/万米^3	+
		单位面积工业废气排放量	亿立方米	−
		单位面积工业废水排放量	亿吨/万公顷	−
		单位面积农药使用量	万吨/万公顷	−

二 数据来源

研究数据主要来源于《云南统计年鉴 2021》以及云南省各州（市）国民经济与社会发展统计公报；森林康养基地试点建设单位以及试点建设乡镇数据来源于中国林业产业联合会于 2015～2020 年发布的《全国森林康养基地试点建设单位名单》；各州（市）机场及航线数量来源于中国民用航空局发展计划司发布的《2021 年全国民用运输机场生产统计公报》；森林康养基地知名度由课题组成员打分取均值得来。其中，森林资源数据较难获取，数据来源难以统一，所用数据为各州（市）

统计公报、政府门户网站、各地日报等途径汇总整理而来，因此时间不统一，但不影响整体评价结果。

三 分析方法

目前，有关竞争力评价模型的研究已经相对成熟，但在采用不同的评价模型进行研究时得出的结论往往存在一定差异，由于运用单一的模型进行评价分析时，对决策的科学性与可靠性会有所限制，为了克服这一缺陷，本研究将采用组合评价模型，运用 Kendall 协同系数法检验不同方法评价结果的一致性，继而采用模糊 Borda 法组合不同评价方法的结论。

为了消除量纲影响，对指标值进行规范化处理。常用的方法有建立评价等级表、简单归一化法、向量归一化法、线性比例变换法以及极差变换法。

本研究将采用极差变换法对原始数据进行标准化处理。

设有 m 个被评价对象，n 个评价指标，X_{ij} 为第 i 个被评价对象的第 j 个指标的数值（$i=1, 2, \cdots, m$；$j=1, 2, \cdots, n$），若 $X_j^* = \max\limits_{1 \leqslant i \leqslant m} X_{ij}$，$X_j^0 = \min\limits_{1 \leqslant i \leqslant m} X_{ij}$，

则对于正向指标：

$$V_{ij} = \frac{X_{ij} - X_j^0}{X_j^* - X_j^0} \quad (1 \leqslant i \leqslant m; \ 1 \leqslant j \leqslant n) \tag{5-13}$$

对于负向指标：

$$V_{ij} = \frac{X_j^* - X_{ij}}{X_j^* - X_j^0} \quad (1 \leqslant i \leqslant m; \ 1 \leqslant j \leqslant n) \tag{5-14}$$

（一）熵值法

熵值法是通过计算熵值来判断某个指标的离散程度，离散程度越大，该指标对综合评价的影响越大。具体步骤如下。

第一步，计算第 i 个评价对象的第 j 个指标值在所有方案中占的比

重 P_{ij}:

$$P_{ij} = \frac{V_{ij}}{\sum_{i=1}^{m} V_{ij}} \qquad (5-15)$$

第二步，计算各指标的信息熵 E_j:

$$E_j = -k \sum_{i=1}^{m} P_{ij} \ln P_{ij} (k = 1/\ln m) \qquad (5-16)$$

第三步，计算各指标的差异系数 G_j:

$$G_j = 1 - E_j \qquad (5-17)$$

第四步，计算各指标的权重 W_j:

$$W_j = \frac{G_j}{\sum_{j=1}^{n} G_j} \qquad (5-18)$$

第五步，计算各个评价对象的森林康养产业竞争力：

$$S_i = \sum_{j=1}^{n} W_j V_{ij} \qquad (5-19)$$

（二）熵权 TOPSIS 法

熵权 TOPSIS 法是指在运用熵值法确定指标权重 W_j 后，再通过 TOPSIS 法（优劣解距离法）计算各评价对象与最优解之间的相对接近度，相对接近度越大，说明竞争力水平越高，其基本步骤如下。

第一步，将通过熵值法得出的指标权重代入公式，得到加权矩阵：

$$\mathbf{Z} = [z_{ij}]_{m \times n} = [W_j \times V_{ij}]_{m \times n} \qquad (5-20)$$

第二步，确定理想解 S^+ 和负理想解 S^-:

$$\begin{cases} S^+ = \max(z_{1j}, z_{2j}, \cdots, z_{nj}) \\ S^- = \min(z_{1j}, z_{2j}, \cdots, z_{nj}) \end{cases} \qquad (5-21)$$

第三步，计算各评价对象与理想解、负理想解之间的欧氏距离 D_i^+、D_i^-:

$$\begin{cases} D_i^+ = \sqrt{\sum_{j=1}^{n} (S^+ - z_{ij})^2} \\ D_i^- = \sqrt{\sum_{j=1}^{n} (S^- - z_{ij})^2} \end{cases} \qquad (5-22)$$

第四步，计算各评价对象与最优解之间的相对接近度 C_i：

$$C_i = \frac{D_i^-}{D_i^- + D_i^+} \qquad (5-23)$$

其中 $C_i \in [0, 1]$，C_i 值越大表明省份 i 的森林康养产业竞争力水平越优。

（三）灰色关联度法

灰色关联度法基本思想是根据序列曲线几何形状的相似程度来判断其联系是否紧密。曲线越接近，相应序列之间关联度就越大，反之就越小。其基本步骤如下。

第一步，确定参考序列与比较序列。

设参考序列为 $X_0 = \{X_{01}, X_{02}, \cdots, X_{0n}\}$，取值为各评价指标的最优值；第 i 个评价对象的比较序列为 $X_i = \{X_{i1}, X_{i2}, \cdots, X_{in}\}$。

第二步，对参考序列与比较序列进行无量纲化处理，转换后参考序列为 $Y_0 = \{Y_{01}, Y_{02}, \cdots, Y_{0n}\}$，比较序列为 $Y_i = \{Y_{i1}, Y_{i2}, \cdots, Y_{in}\}$。

第三步，计算第 i 个评价对象的第 j 个指标的关联系数：

$$\xi_{ij} = \frac{\min_i \min_j |Y_{0j} - Y_{ij}| + \rho \max_i \max_j |Y_{0j} - Y_{ij}|}{|Y_{0j} - Y_{ij}| + \rho \max_i \max_j |Y_{0j} - Y_{ij}|} \qquad (5-24)$$

式（5-24）中：ξ_{ij} 为灰色关联系数；$|Y_{0j} - Y_{ij}|$ 为参考序列与比较序列的绝对差；ρ 为灰色分辨系数，通常取 0.5。

第四步，计算灰色关联度。

对各个评价对象（比较序列）分别计算其各指标与参考序列对应元素的关联系数的均值，以反映各评价对象与参考序列的关联关系，并称其为关联度：

$$\gamma_{0i} = \frac{1}{n} \sum_{j=1}^{n} \xi_{ij} (i = 1,2,\cdots,m; k = 1,2,\cdots,n) \tag{5-25}$$

第五步，根据各评价对象的关联度进行排序，得出综合评价结果。

（四）熵权-灰色关联度法

熵权-灰色关联度法是指在完成关联系数计算之后，运用熵值法求出的各指标权重与关联系数构建成加权矩阵，进行关联度计算：

$$r_{0i} = \sum_{j=1}^{n} \xi_{ij} W_j \tag{5-26}$$

（五）模糊 Borda 组合模型

模糊 Borda 法可以同时考虑不同方法所得结果的得分差异以及排名差异，可以很好地利用已有的评价信息，将各种方法的结论进行组合，使评价结果具有较高的合理性和优越性，其具体步骤如下。

第一步，计算隶属优度：

$$u_{ij} = \frac{x_{ij} - \min_j \{x_{ij}\}}{\max_j \{x_{ij}\} - \min_j \{x_{ij}\}} \quad (i=1,2,\cdots,16; j=1,2,\cdots,4) \tag{5-27}$$

x_{ij} 表示第 i 个州（市）第 j 个评价方法的结果，u_{ij} 表示第 i 个州（市）在第 j 个评价方法下属"优"的程度，即隶属度。在运算过程中，趋于 0 的值可能会导致其结果为 0，可能会影响最终结果，因此将式（5-27）改为：

$$u_{ij} = \frac{x_{ij} - \min_j \{x_{ij}\}}{\max_j \{x_{ij}\} - \min_j \{x_{ij}\}} \times 0.9 + 0.1 \tag{5-28}$$

第二步，计算模糊频数：

$$P_{hi} = \sum_{j=1}^{4} \delta_{hi} \widehat{u_{ij}} (h = 1,2,\cdots,16) \tag{5-29}$$

其中 $\delta_{hi} = \begin{cases} 1, & \text{城市 } i \text{ 排在第 } h \text{ 位} \\ 0, & \text{其他} \end{cases}$, $\widehat{u_{ij}} = diag(u_{i1}, u_{i2}, \cdots, u_{im})$

（1）计算模糊频率：

$$w_{hi} = \frac{P_{hi}}{\sum_h P_{hi}} \tag{5-30}$$

（2）将排序转化为得分：

$$Q_{hi} = \frac{1}{2}(n-h)(n-h+1) \tag{5-31}$$

（3）计算模糊 Borda 分，FB_i 值越大，名次越靠前：

$$FB_i = \sum_{h=1}^{n} w_{hi} Q_{hi} \tag{5-32}$$

四　云南省域森林康养产业竞争力实证分析

（一）各评价模型综合评价结果

1. 熵值法评价结果（见表 5-6）

表 5-6　熵值法评价结果

单位：分

地区	综合竞争力		资源竞争力		市场竞争力		基础条件竞争力		环境竞争力	
	得分	排名	得分	排名	得分	排名	得分	排名	得分	排名
昆明	0.7252	1	0.1300	5	0.1688	1	0.3554	1	0.0710	1
曲靖	0.2218	13	0.0374	14	0.0629	12	0.0625	10	0.0590	2
玉溪	0.2522	11	0.0389	13	0.0760	7	0.0887	8	0.0487	13
保山	0.3913	3	0.1200	6	0.0808	6	0.1476	2	0.0429	15
昭通	0.1830	14	0.0203	15	0.0253	16	0.0962	6	0.0411	16
丽江	0.5162	2	0.1952	2	0.1463	2	0.1232	4	0.0515	10
普洱	0.3806	4	0.2038	1	0.0726	8	0.0547	11	0.0495	12
临沧	0.2227	12	0.0453	11	0.0280	15	0.0951	7	0.0543	7
楚雄	0.3329	6	0.1788	3	0.0704	9	0.0288	15	0.0549	5
红河	0.2737	10	0.1170	7	0.0674	10	0.0439	13	0.0453	14
文山	0.1676	15	0.0148	16	0.0477	13	0.0518	12	0.0533	8
西双版纳	0.3631	5	0.0790	8	0.1260	3	0.1033	5	0.0547	6

续表

地区	综合竞争力		资源竞争力		市场竞争力		基础条件竞争力		环境竞争力	
	得分	排名	得分	排名	得分	排名	得分	排名	得分	排名
大理	0.3052	8	0.0492	10	0.1212	4	0.0790	9	0.0558	4
德宏	0.3043	9	0.0413	12	0.0636	11	0.1463	3	0.0531	9
怒江	0.1556	16	0.0614	9	0.0332	14	0.0039	16	0.0572	3
迪庆	0.3110	7	0.1480	4	0.0822	5	0.0312	14	0.0497	11

2. 熵权 TOPSIS 法评价结果（见表5-7）

表 5-7　熵权 TOPSIS 法评价结果

地区	综合竞争力		资源竞争力		市场竞争力		基础条件竞争力		环境竞争力	
	C_i	排名	C_i	排名	C_i	排名	C_i	排名	C_i	排名
昆明	0.707	1	0.505	4	0.721	1	0.835	1	0.718	1
曲靖	0.217	13	0.128	13	0.308	10	0.167	10	0.624	2
玉溪	0.248	11	0.126	14	0.332	8	0.225	7	0.586	3
保山	0.373	4	0.462	6	0.372	5	0.338	3	0.331	16
昭通	0.191	14	0.069	15	0.176	15	0.218	8	0.346	15
丽江	0.498	2	0.752	1	0.548	2	0.339	2	0.363	12
普洱	0.351	5	0.605	3	0.356	7	0.151	11	0.358	14
临沧	0.225	12	0.156	11	0.135	16	0.251	6	0.397	9
楚雄	0.394	3	0.712	2	0.324	9	0.089	15	0.4	7
红河	0.276	9	0.457	7	0.295	11	0.121	14	0.386	10
文山	0.152	16	0.068	16	0.209	13	0.125	13	0.382	11
西双版纳	0.33	6	0.234	8	0.511	3	0.3	5	0.401	6
大理	0.259	10	0.158	10	0.506	4	0.176	9	0.409	5
德宏	0.285	8	0.137	12	0.284	12	0.338	4	0.434	4
怒江	0.168	15	0.204	9	0.209	14	0.019	16	0.398	8
迪庆	0.31	7	0.503	5	0.37	6	0.128	12	0.359	13

3. 灰色关联度法评价结果（见表5-8）

表5-8　灰色关联度法评价结果

地区	综合竞争力		资源竞争力		市场竞争力		基础条件竞争力		环境竞争力	
	γ_{0i}	排名	γ_{0i}	排名	γ_{0i}	排名	γ_{0i}	排名	γ_{0i}	排名
昆明	0.6661	1	0.4943	7	0.7297	2	0.8366	1	0.5883	11
曲靖	0.4335	16	0.3926	14	0.4224	12	0.4248	8	0.5092	15
玉溪	0.4691	12	0.4088	13	0.4728	7	0.5269	3	0.4674	16
保山	0.5329	6	0.4878	8	0.4704	8	0.5947	2	0.5899	10
昭通	0.4381	15	0.3674	15	0.3599	16	0.4954	5	0.5524	14
丽江	0.6425	2	0.6135	3	0.7457	1	0.4746	6	0.7596	2
普洱	0.5845	3	0.8495	1	0.4492	9	0.3864	12	0.6701	8
临沧	0.4792	10	0.4518	10	0.3676	15	0.4681	7	0.6670	9
楚雄	0.5243	8	0.5962	4	0.4794	6	0.3736	14	0.6792	7
红河	0.4567	13	0.4780	9	0.4256	10	0.3899	11	0.5526	13
文山	0.4392	14	0.3489	16	0.3951	13	0.3777	13	0.6843	6
西双版纳	0.5739	4	0.5663	5	0.6419	3	0.4032	10	0.7116	4
大理	0.5282	7	0.4484	11	0.5918	4	0.4193	9	0.6844	5
德宏	0.4770	11	0.4337	12	0.4230	11	0.5096	4	0.5577	12
怒江	0.4885	9	0.5176	6	0.3740	14	0.3387	16	0.7825	1
迪庆	0.5636	5	0.6343	2	0.5402	5	0.3598	15	0.7593	3

4. 熵权-灰色关联度法评价结果（见表5-9）

表5-9　熵权-灰色关联度法评价结果

地区	综合竞争力		资源竞争力		市场竞争力		基础条件竞争力		环境竞争力	
	r_{0i}	排名	r_{0i}	排名	r_{0i}	排名	r_{0i}	排名	r_{0i}	排名
昆明	0.7347	1	0.1687	5	0.1641	1	0.3540	1	0.0760	1
曲靖	0.4064	13	0.1212	14	0.0935	11	0.1538	10	0.0581	11
玉溪	0.4341	10	0.1225	13	0.1005	9	0.1740	5	0.0575	12
保山	0.4954	6	0.1566	6	0.1043	6	0.2071	2	0.0536	15
昭通	0.4005	15	0.1150	15	0.0813	16	0.1697	7	0.0536	14
丽江	0.6129	2	0.2392	2	0.1634	2	0.1855	4	0.0647	4

续表

地区	综合竞争力		资源竞争力		市场竞争力		基础条件竞争力		环境竞争力	
	r_{0i}	排名	r_{0i}	排名	r_{0i}	排名	r_{0i}	排名	r_{0i}	排名
普洱	0.5112	3	0.2422	1	0.1012	8	0.1485	11	0.0597	10
临沧	0.4203	12	0.1282	11	0.0816	15	0.1713	6	0.0605	8
楚雄	0.5011	4	0.2364	3	0.1023	7	0.1413	15	0.0606	7
红河	0.4211	11	0.1550	7	0.0937	10	0.1458	13	0.0524	16
文山	0.3884	16	0.1132	16	0.0873	13	0.1464	12	0.0604	9
西双版纳	0.4955	5	0.1505	8	0.1436	3	0.1638	8	0.0627	5
大理	0.4558	8	0.1286	10	0.1320	4	0.1559	9	0.0608	6
德宏	0.4415	9	0.1257	12	0.0934	12	0.1887	3	0.0546	13
怒江	0.4039	14	0.1409	9	0.0844	14	0.1339	16	0.0682	2
迪庆	0.4782	7	0.1868	4	0.1143	5	0.1422	14	0.0661	3

（二）评价的一致性检验及组合评价

1. Kendall 协同系数法进行相容性检验

采用 Kendall 协同系数法检验多种综合评价结果是否兼容，Kendall 协同系数是用于确定两组或多组数字序列之间相关性大小的一种描述工具，能够反映出数字序列之间的内在关联度。因此，将其应用在多种评价方法对同一组对象的评价中，能够在一定程度上体现评价方法的内在属性。其过程如下。

（1）假设 H_0：四种方法的评价结论不存在显著的一致性。H_1：四种方法的评价结论存在显著的一致性。

（2）运用 IBM SPSS Statistics 进行 Kendall 协同系数检验，观察其渐进显著性 p 以及 Kendall 协同系数值。

（3）若 $p < 0.05$，则拒绝原假设，说明四种方法的评价结论具有相容性；若 Kendall 协同系数取值为 0~1，越接近于 1，说明其结论一致性程度越高。

Kendall 协同系数检验结果显示 p 值为 0.000001，$p < 0.05$，因此拒

绝 H_0，接受 H_1，即四种方法的评价结论存在显著的一致性；Kendall 协同系数值为 0.932，说明四种方法所得综合评价结果的一致程度高达 93.2%，通过一致性检验。接下来对各个二级指标层评价结果进行 Kendall 协同系数检验，结果如表 5-10 所示。

表 5-10　一致性检验

检验对象	综合竞争力排名	资源竞争力排名	市场竞争力排名	基础条件竞争力排名	环境竞争力排名
p 值	0.000001	0.0000004	0.0000004	0.0000008	0.005
Kendall 协同系数	0.932	0.971	0.982	0.953	0.549

由表 5-10 所示结果可知，综合竞争力排名以及资源竞争力、市场竞争力、基础条件竞争力排名均通过一致性检验，且一致程度极高，可以将四种评价结果进行组合。

2. 模糊 Borda 法进行综合分析

由于各方法的计分方式不尽相同，因此在利用模糊 Borda 法进行综合分析前，需先用简单归一化法对各方法评价结果进行标准化处理。

将各种方法评价结果进行标准化处理后，运用模糊 Borda 法对各种方法评价结果进行组合，结果如表 5-11 所示。

表 5-11　模糊 Borda 法组合评价结果

单位：分

地区	综合竞争力		资源竞争力		市场竞争力		基础条件竞争力		环境竞争力	
	得分	排名	得分	排名	得分	排名	得分	排名	得分	排名
昆明	120.00	1	68.36	5	115.61	1	120.00	1	86.31	2
曲靖	3.62	14	3.14	14	12.77	12	25.23	10	54.34	6
玉溪	16.24	11	5.86	13	32.81	9	69.54	5	29.08	11
保山	73.28	4	49.08	7	49.72	6	104.21	2	3.57	15
昭通	1.75	15	1.00	15	0.27	16	50.18	7	1.45	16
丽江	105.00	2	105.32	2	105.72	2	80.76	4	68.86	3
普洱	85.06	3	117.66	1	36.32	8	14.63	11	17.51	13
临沧	14.16	12	15.44	11	0.87	15	50.32	6	34.34	10
楚雄	50.70	7	91.08	3	36.78	7	1.20	15	46.09	7

地区	综合竞争力		资源竞争力		市场竞争力		基础条件竞争力		环境竞争力	
	得分	排名	得分	排名	得分	排名	得分	排名	得分	排名
红河	16.52	10	44.00	8	20.77	10	7.92	12	8.00	14
文山	0.79	16	0.00	16	6.00	13	7.77	13	40.77	9
版纳	61.67	5	50.57	6	91.00	3	40.58	8	68.33	4
大理	31.72	8	19.00	10	78.00	4	28.00	9	64.58	5
德宏	21.15	9	10.00	12	13.07	11	82.23	3	18.31	12
怒江	5.15	13	29.18	9	3.00	14	0.00	16	93.13	1
迪庆	53.10	6	90.67	4	64.90	5	4.67	14	43.63	8

3. 事后检验

为了检验模糊 Borda 法所得结果的合理性，选用综合竞争力组合评价结果与其他模型评价结果进行比较分析。

由表 5-12 可知，模糊 Borda 法组合评价结果与其他四种方法评价结果的最大序差为 4，四种单一方法评价结果的最大序差为 7，说明模糊 Borda 法组合评价结果与其他方法评价结果存在的差异更小。

表 5-12 云南省森林康养产业综合竞争力（五种方法分析）

单位：分

地区	模糊 Borda 法		熵值法		熵权 TOPSIS 法		灰色关联度法		熵权-灰色关联度法	
	得分	排名	得分	排名	得分	排名	得分	排名	得分	排名
昆明	120.00	1	0.7252	1	0.707	1	0.6661	1	0.7347	1
曲靖	3.62	14	0.2218	13	0.217	13	0.4335	16	0.4064	13
玉溪	16.24	11	0.2522	11	0.248	11	0.4691	12	0.4341	10
保山	73.28	4	0.3913	3	0.373	4	0.5329	6	0.4954	6
昭通	1.75	15	0.1830	14	0.191	14	0.4381	15	0.4005	15
丽江	105.00	2	0.5162	2	0.498	2	0.6425	2	0.6129	2
普洱	85.06	3	0.3806	4	0.351	5	0.5845	3	0.5112	3
临沧	14.16	12	0.2227	12	0.225	12	0.4792	10	0.4203	12
楚雄	50.70	7	0.3329	6	0.394	3	0.5243	8	0.5011	4

地区	模糊 Borda 法		熵值法		熵权 TOPSIS 法		灰色关联度法		熵权-灰色关联度法	
	得分	排名	得分	排名	得分	排名	得分	排名	得分	排名
红河	16.52	10	0.2737	10	0.276	9	0.4567	13	0.4211	11
文山	0.79	16	0.1676	15	0.152	16	0.4392	14	0.3884	16
版纳	61.67	5	0.3631	5	0.33	6	0.5739	4	0.4955	5
大理	31.72	8	0.3052	8	0.259	10	0.5282	7	0.4558	8
德宏	21.15	9	0.3043	9	0.285	8	0.4770	11	0.4415	9
怒江	5.15	13	0.1556	16	0.168	15	0.4885	9	0.4039	14
迪庆	53.10	6	0.3110	7	0.31	7	0.5636	5	0.4782	7

由表 5-13 可知，前四种评价模型与模糊 Borda 法组合评价模型的 Spearman 相关系数检验值都在 0.809 以上，均通过 1%显著性水平上的双尾检验。每一种评价模型与其他评价模型的检验系数平均值分别为 0.943、0.925、0.870、0.950、0.957，其中模糊 Borda 组合评价模型与其他模型的检验系数均值最大，直接显示组合评价法比前四种方法评价效果更优（见表 5-14）。

表 5-13　Spearman 相关系数检验

	熵值法	熵权 TOPSIS 法	灰色关联度法	熵权-灰色关联度法	模糊 Borda 法
熵值法	1	0.971 **	0.856 **	0.968 **	0.976 **
熵权 TOPSIS 法	0.971 **	1	0.809 **	0.968 **	0.950 **
灰色关联度法	0.856 **	0.809 **	1	0.888 **	0.926 **
熵权-灰色关联度法	0.968 **	0.968 **	0.888 **	1	0.974 **
模糊 Borda 法	0.976 **	0.950 **	0.926 **	0.974 **	1

* 、 ** 、 *** 分别代表在 10%、5%、1%的统计水平上显著。

表 5-14　检验系数均值

	熵值法	熵权 TOPSIS 法	灰色关联度法	熵权-灰色关联度法	模糊 Borda 法
均值	0.943	0.925	0.870	0.950	0.957

通过观察各种方法结果所得排名的序差以及各种方法两两之间的检验系数，模糊 Borda 法组合评价结果都优于其余四种模型评价结果，且所得结果较切合实际发展状况，证实其对于省域森林康养产业竞争力评价具有较强适用性。

（三）组合评价结果分析

从模糊 Borda 法组合评价结果可知：云南省森林康养产业综合竞争力最强的昆明（120 分）与竞争力最弱的文山（0.79 分）模糊 Borda 分悬殊，综合竞争力差异显著。云南省 16 个州（市）综合竞争力的平均得分为 41.24 分，其中 7 个州（市）综合得分高于平均得分，即森林康养产业竞争力水平高于平均水平的州（市）约占 44%；综合得分低于平均得分的州（市）有 9 个，约占 56%，说明一多半的州（市）森林康养产业竞争力水平仍然较弱。

根据模糊 Borda 法组合评价结果，如图 5-7 所示，从整体来看，云南省森林康养产业竞争力总体上呈"西部及南部地区较高，东部地区

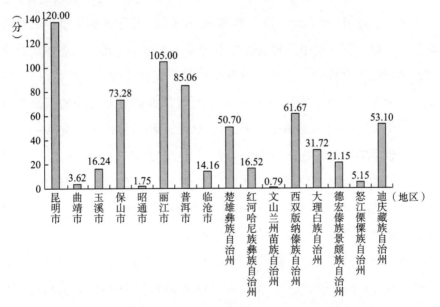

图 5-7　云南省各州（市）森林康养产业综合竞争力得分状况

较弱"的空间特征。滇西南（普洱、西双版纳、临沧）、滇西北（丽江、迪庆）、滇中（昆明、玉溪）等区域森林康养产业竞争力较强；滇西（楚雄、大理、怒江、保山、德宏）森林康养产业竞争力相对较弱；滇东北（昭通）、滇东（曲靖）、滇东南（文山）、滇南（红河）等区域的森林康养产业竞争力最弱。

云南省在全国森林康养产业竞争力评价中得分为 0.333 分，排名第五，与排名第一的贵州省（得分 0.508 分）差距较大。与贵州省相比，云南在资源竞争力中处于优势，但在市场竞争力、基础条件竞争力以及环境竞争力中均处于弱势，云南省整体森林康养产业竞争力的提升需要稳固其资源竞争力优势，并提升在市场、基础条件以及环境层面的竞争力水平。

（四）云南省森林康养产业竞争力聚类分析

为了对云南省森林康养产业发展精准施策，将 16 个州（市）森林康养产业竞争力发展状况进行聚类分析，探究不同发展类型的薄弱之处。

选取云南省 16 个州（市）在模糊 Borda 法组合评价结果中的综合竞争力排名、资源竞争力排名、市场竞争力排名、基础条件竞争力排名以及环境竞争力排名为变量进行聚类分析。运用 IBM SPSS Statistics 26 软件对云南省各州（市）森林康养产业竞争力进行聚类分析，采用平方欧式距离、组间链接方式进行分层聚类，聚类数范围设定 3~5 类。根据三组聚类结果，选择聚类为 4 个群集进行归类。

根据输出结果中使用平均连接（组间）的谱系图（见图 5-8）将 16 个州（市）归为 4 类，结果如表 5-15 所示。16 个州（市）中森林康养产业竞争力处于优势的第一梯队有昆明、丽江、西双版纳、大理，这些州（市）的综合排名都居前列，且各层面竞争力较为均衡，发展状况遥遥领先于其他州（市）。第二梯队是竞争相对优势区域，包括保山、普洱、楚雄、红河、迪庆，这些州（市）都在资源竞争力层面有较大优势，且存在发展不均衡问题，如保山市在资源、市场以及基础条件竞争力排名层面相对领先，但其环境竞争力排名倒数第二；迪庆在基础、市场以及环境竞争力发展状况层面较好，但在基础条件竞争力排名中倒数，各维度发展状况极不均衡。

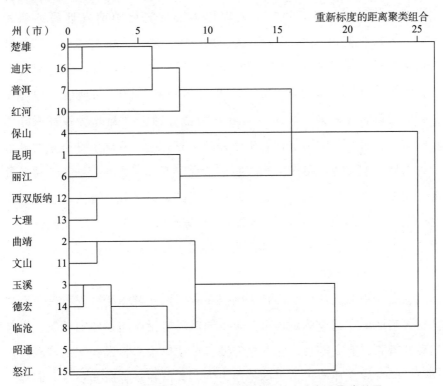

图 5-8　云南省各州（市）森林康养产业综合竞争力聚类结果

表 5-15　云南省各州（市）森林康养产业发展类型聚类

群集	州（市）	竞争力级别	发展类型
Ⅰ类	昆明、丽江、西双版纳、大理	竞争优势区域	均衡领先型
Ⅱ类	保山、普洱、楚雄、红河、迪庆	竞争相对优势区域	资源带动型
Ⅲ类	怒江	竞争相对弱势区域	生态领先型
Ⅳ类	曲靖、玉溪、昭通、临沧、文山、德宏	竞争弱势区域	基础支撑型

第三梯队为怒江，其环境竞争力排名第一，资源竞争力排名第九，而市场与基础条件竞争力排名不佳，综合竞争力相对较弱。第四梯队是竞争弱势区域，包括曲靖、玉溪、昭通、临沧、文山、德宏，这些州（市）的基础条件竞争力小有优势，但在其他层面发展状况较差，致使

综合竞争力也处于弱势。

根据聚类结果，按照不同类型提出相应建议。

1. 竞争优势区域

昆明、丽江、西双版纳、大理均为云南省旅游业发展最盛的州（市），其中昆明市森林康养综合竞争力排名第一，作为省会城市，其市场及基础条件竞争力均居首位，资源竞争力排名第五，尚有提升空间，对此可以加大植树造林力度，积极申报森林康养基地试点建设单位，同时重点发展都市林业，充分利用已有森林资源开展森林康养活动；丽江、西双版纳则是在基础条件上稍有欠缺，基础条件竞争力评价所选指标均为交通接待能力相关指标，说明丽江与西双版纳的交通条件与昆明相比存在较大差距，建议政府重视其交通设施状况的改善；大理在资源以及基础条件方面排名靠后，理应持续做好"增绿、护绿"工作，严厉整治破坏森林资源等行为，并同步改善交通条件。

2. 竞争相对优势区域

保山在资源及环境层面排名情况不佳，回溯其原始数据，保山市森林康养基地试点建设单位仅有 3 个，同时环境污染问题较为严重，提升其森林康养产业竞争力，应积极鼓励各单位申报森林康养基地试点建设单位，同时加大环境污染问题整治力度；普洱在森林康养资源方面存在较大优势，但其基础设施条件及环境相对落后，阻碍了其森林康养产业发展，需要加强基础设施建设并加大节能减排力度，着力改善环境状况；楚雄、红河、迪庆则均存在基础条件薄弱的问题，为提升其基础条件竞争力，应首先改善其交通条件，提升运输服务水平，提高安全保障能力，加强医护人员力量，改善医疗环境，为森林康养产业发展保驾护航。

3. 竞争相对弱势区域

怒江环境竞争力排名第一，而资源竞争力排名第九，市场及基础条件竞争力排名不佳，发展森林康养产业，应着力改善其基础设施条件，改善交通环境，同时宣传森林康养的内涵及益处，刺激森林康养产品的市场需求。

4. 竞争弱势区域

曲靖、玉溪、昭通、临沧、文山、德宏的基础条件竞争力排名相对靠前，而其他层面相对落后，由于这些州（市）发展森林康养产业的资源基础薄弱，因此在推动森林康养产业发展过程中不应用力过猛，基础资源状况决定其产业发展无法达到较高水平，可进行适度发展。

本章参考文献

［1］毕凌燕，李紫忆，李丹丹．我国省域跨境电商产业竞争力评价与聚类分析［J］．商业经济研究，2019（14）：78-81.

［2］曾伟，田时中，田家华．科技期刊学术影响力综合评价模型与实证［J］．中国科技期刊研究，2016，27（3）：316-323.

［3］邓三龙．森林康养的理论研究与实践［J］．世界林业研究，2016，29（06）：1-6.

［4］何燕子，黄飞．我国开放型经济发展水平的组合评价与特征分析［J］．湘潭大学学报（哲学社会科学版），2019，43（05）：69-76.

［5］雷巍峨．森林康养概论［M］．北京：中国林业出版社，2016：9-10.

［6］雷巍峨．森林康养实务［M］．北京：中国林业出版社，2018：81-82.

［7］怒江傈僳族自治州人民政府．怒江州林业和草原局关于怒江州2020年森林资源主要指标监测结果情况［DB/OL］．（2021-1-14）［2022-11-21］. https://www.nujiang.gov.cn/xxgk/015279278/info/2021-185453.html.

［8］孙靖皓，陈冰清，杜长亮．"钻石模型"视域下江苏省体育产业发展研究［J］．体育文化导刊，2019（07）：93-99.

［9］孙一，牟莉莉，江海旭，等．供给侧改革推进森林康养产业化发

展的创新路径 [J]. 湖南社会科学，2021（01）：72-79.

[10] 王刚，陈伟，曹秋红. 基于 Entropy-Topsis 的林业产业竞争力测度 [J]. 统计与决策，2019，35（18）：55-58.

[11] 王军，井业青. 基于钻石理论模型的我国绿色产业竞争力实证分析：以山东省为例 [J]. 经济问题，2012（11）：36-40.

[12] 云南省统计局. 云南统计年鉴 2021 [M]. 北京：中国统计出版社，2021：135-497.

[13] 杨雪星. 中国绿色经济竞争力研究 [D]. 福州：福建师范大学，2016.

[14] 中国林业产业联合会森林康养分会. 关于公布 2021 年国家级森林康养试点建设单位的通知 [DB/OL].（2022-1-11）[2022-11-21]. http://www.foresthealing.com.cn/h-nd-301.html#_np=105_625.

[15] 中国民用航空局. 民航局发布《2021 年全国民用运输机场生产统计公报》[DB/OL].（2022-3-22）[2022-11-21]. http://www.caac.gov.cn/XWZX/MHYW/202203/t20220322_212477.html.

[16] 张震，刘佳. 中国省域在线旅游竞争力评价与发展类型识别 [J]. 统计与决策，2020，36（22）：185-188.

[17] 赵君. 基于生态位的云南森林康养产业竞争力研究 [D]. 昆明：西南林业大学，2020.

[18] 邹再进，刘芳. 云南省域森林康养产业竞争力组合评价模型与实证研究 [J]. 生态经济，2022，38（08）：112-118+152.

第六章　云南森林康养产业市场需求分析

当下，"潜在需求"成为衡量各个产业未来发展的指标。随着生活水平的提高，人们对"健康"的追求也变得更加迫切，康养产业是未来一个重要的发展方向。森林康养是小产业大战略，是生态文明的组成部分，也是"健康中国"、中医药振兴发展、乡村振兴等战略的重要内容。以市场需求为出发点，通过对未来市场需求进行分析，厘清森林康养产业发展的积极因素与制约因素，通过供给侧与需求侧相结合消除制约因素，助力云南经济效益、社会效益和生态效益齐提升。对云南省森林康养旅游消费者行为意愿进行分析，主要采用的是问卷调查法，通过问卷调查来获取研究所需的数据。通过发放调查问卷，并进行统计分析，获得了游客对森林康养旅游的需求度、认知程度以及云南省开展森林康养旅游的消费意愿等数据。我们主要在普洱和丽江森林康养基地这些人流量大、游客相对较多的地点进行问卷发放和回收。共发放调查问卷 205 份，实际收回了 205 份，其中有效问卷为 203 份，回收率为100%，问卷有效率为 99%。由于云南省没有对森林康养市场进行单独的数据收集，所以无法通过基础数据对云南省森林康养市场做出预测，因此，选择通过云南省林草旅游与休闲产业市场预测数据来评判未来云南省森林康养市场规模。

第一节　云南森林康养产业市场现状与需求预测

一　云南森林康养产业市场现状

（一）市场规模分析

近年来，随着改革开放的深化、旅游业的发展和林业产业结构的调整，森林旅游开发日益受到重视，森林康养产业也应运而生，而且发展十分迅速，已达到相当大的规模。截至 2020 年底，云南省自然保护地有 362 个，可依托其开展森林康养的国有林场有 141 处。[①] 《云南省"十四五"林草产业发展规划》明确提出，到 2025 年，全省林草产业年总产值达到 4000 亿元以上，建设森林康养基地 200 个，年生态旅游达 1.1 亿人次。

森林以其丰富的自然景观、良好的生态环境、诱人的野趣及其独到的保健功能，吸引着众多的游客。受新冠疫情的影响，2020 年，云南省接待旅游 5.29 亿人次，旅游总收入 6477 亿元，[②] 和 2019 年的数据相比，旅游人次和总收入均有所下降。调查显示，森林康养旅游已经成为人们特别是城镇居民常态化的生活方式和消费行为。云南发展森林旅游拥有巨大的客源市场，且随着人们生态意识的觉醒，对森林旅游的需求将不断增长。如图 6-1 所示，2010 年云南省林草旅游与休闲产业旅游收入为 15.18 亿元，2019 年收入达 205.71 亿元，2010~2019 年，云南省林草旅游与休闲产业年均增长率达到 12.55%。从 2010~2019 年云南省林草旅游与休闲产业收入统计数据看，年均增速较快，发展势头迅猛，未来

---

① 赵勤. 云南省森林康养产业特色宣传及营销方式［J］. 农村经济与科技，2021，32（14）：187-189.

② 数据来源：云南省民族宗教事业委员会. 云南 2020 年接待游客 5.29 亿人次文旅市场稳步复苏［EB/OL］.（2021-02-07）［2022-03-12］. http://union. china. com. cn/txt/2020-11/19/content_41365569. html.

几年林草旅游将进入高速发展期。

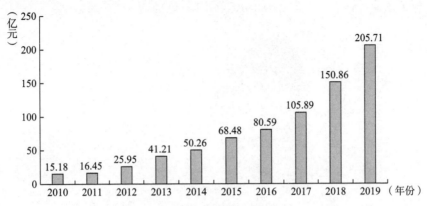

图 6-1　2010~2019 年林草旅游与休闲产业收入

资料来源：相关年份《中国林业和草原统计年鉴》。

（二）客源结构分析

根据实地调查统计数据，云南省森林康养旅游客源市场不断拓宽。在年龄上，19~35 岁是客源群体最大的（见表 6-1），说明云南省森林康养旅游对 35 岁及以下的成年人吸引力最强，占到调查总数的五成多，云南省可以大力开展针对这部分人群的森林康养活动。性别上，女性多于男性，从中可以看出女性森林康养市场有巨大的空间，在康养产品的开发中需要引起重视。在旅游者来源上，云南省形成了以西南地区为主要市场，华东地区为辅助市场，在实地调查统计中，西南地区、华东地区和华中地区是云南省主要的客源市场，占比为 76.85%（见图 6-2）。

表 6-1　客源的年龄与性别结构

单位：人

性别	18 岁及以下	19~35 岁	36~55 岁	56 岁及以上	总计
男	2	47	27	16	92
女	14	64	25	8	111
总计	16	111	52	24	203

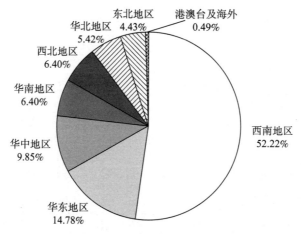

图6-2 客源所在地区结构

（三）消费力度分析

人均消费水平是体现游客购买能力的重要依据。调查发现，如图6-3所示，9.36%的被调查者单次人均意愿消费金额为2000元以上，17.24%的被调查者表示单次人均意愿消费金额为1000～2000元，41.87%的被调查者单次人均意愿消费金额为500～1000元，31.53%的被调查者单次人均意愿消费金额为500元及以内。可见，单次人均意愿消费金额为500～1000元和500元及以内两者的占比较高，属于中等偏低的消费水平。消费金额与消费群体的经济实力息息相关，云南省森林

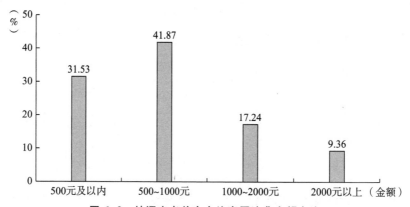

图6-3 被调查者单次人均意愿消费金额占比

康养旅游市场规模潜力很大，还有待进一步提高，增加市场份额就要根据这部分人群的消费能力进行开发。

（四）停留时间分析

停留时间的选择直接影响消费者的安排和出行效果，同时，停留时间又直接关乎消费者对森林康养活动的选择。由图 6-4 可知，8.37% 的被调查者愿意停留 6 天以上；19.21% 的被调查者愿意停留 4~6 天；34.48% 的被调查者愿意停留 2~4 天；30.54% 的被调查者选择停留 1~2 天；7.39% 的被调查者愿意停留 1 天以内。总的来说，游客逗留时间较短，这可能与上班族休息时长密切相关，因此森林康养活动开发也要注重上班族的假期时长。单次停留时长在 1 天以内的被调查者最少，从市场需求的角度表明森林康养不适合做短期观光，而是更多地作为一种休闲生活方式来体验。因此，云南省应持续深化森林康养旅游市场供给侧改革、充分挖掘森林康养旅游市场的潜力，特别是繁荣森林康养旅游"夜经济"，让更多的游客走进来、停下来、住下来。

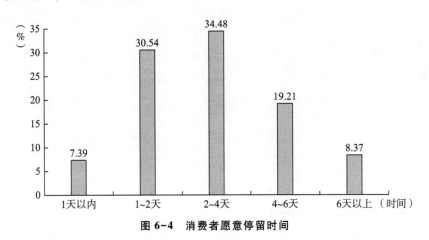

图 6-4　消费者愿意停留时间

二　基于 GM（1，1）模型的云南森林康养产业需求预测

本研究的目的是分析并预测云南森林康养产业需求，通过对已有的文献分析，GM（1，1）模型是灰色系统理论中应用最广泛的一种灰色

动态预测模型，具有所需信息少、精度高等特点，是处理小样本预测问题的有效工具。

（一）模型创建

设 $x^{(0)}=(x^{(0)}(1),x^{(0)}(2),\cdots,x^{(0)}(n))$ 为原始序列，为了消除原始数据的随机性，对其通过公式进行一次累加得到 $x^{(1)}$ 序列。

构造微分方程 $\dfrac{dx^{(1)}}{dt}+\hat{a}x^{(1)}=b$，其中 a 为发展系数，b 为内生控制灰数。

利用最小二乘法求解参数量：$\hat{a}=(B^{T}B)^{-1}B^{T}Y_{n}$

构建数据矩阵：

$$B=\begin{bmatrix} -\dfrac{1}{2}(x^{(1)}(1)+x^{(1)}(2)) & 1 \\ -\dfrac{1}{2}(x^{(1)}(2)+x^{(1)}(3)) & 1 \\ \vdots & \vdots \\ -\dfrac{1}{2}(x^{(1)}(n-1)+x^{(1)}(n)) & 1 \end{bmatrix}$$

$$Y_{n}=(x^{0}(2),x^{0}(3),\cdots,x^{0}(n))^{T}$$

求解微分方程，可得其时间响应序列为：

$x^{(1)}(t+1)=\left[x^{(0)}(1)-\dfrac{b}{a}\right]e^{-at}+\dfrac{b}{a}$，对时间函数做一次累减还原，则得到 $x^{(0)}$ 的灰色预测模型：$\hat{x}^{(0)}(t+1)=\bar{x}^{(1)}(t+1)-\bar{x}^{(1)}(t)$。

（二）预测模型精度检验

理论上建立 GM（1，1）模型后，还要对模型经过检验来判定其是否合理，是否有效，只有通过检验的模型才能用作预测模型。残差检验、后验差检验是 GM（1，1）模型比较常用的检验方法。

1. 残差检验

利用绝对误差和相对误差检验 GM（1，1）模型对云南森林康养市场预测对象的适用性。设原始序列为$x^{(0)}=(x^{(0)}(1),x^{(0)}(2),\cdots,x^{(0)}(n))$，相应的预测模型模拟序列为$\bar{x}^{(0)}=(\bar{x}^{(0)}(1),\bar{x}^{(0)}(2),\cdots,\bar{x}^{(0)}(n))$，残差序列为$\varepsilon^{(0)}=(\varepsilon(1),\varepsilon(2),\cdots,\varepsilon(n))$，其中相对误差公式为$\Delta_i=\dfrac{\varepsilon^{(0)}(i)}{x^{(0)}(i)}\times$

100%，平均相对误差为$\bar{\Delta}=\dfrac{1}{n}\sum\limits_{i=1}^{n}|\Delta_i|$。一般来说，只要相对误差不超过20%，平均相对误差越小，模型残差检验是合格的，则用该模型对研究对象的预测结果具有较高的可靠性。

2. 后验差检验

设$x^{(0)}$为原始序列，$\bar{x}^{(0)}$为相应的模拟序列，$\varepsilon^{(0)}$为残差序列，

$\bar{x}=\dfrac{1}{n}\sum\limits_{k=1}^{1}x^{(0)}(k)$和$S_1^2=\dfrac{1}{n}\sum\limits_{k=1}^{n}(x^{(0)}(k)-\bar{x})^2$分别是$x^{(0)}$的均值和方

差，$\bar{\varepsilon}=\dfrac{1}{n}\sum\limits_{k=1}^{n}\varepsilon(k)$和$S_2^2=\dfrac{1}{n}\sum\limits_{k=1}^{n}(\varepsilon(k)-\bar{\varepsilon})^2$分别为残差的均值和方

差，其中$\varepsilon(k)=\bar{x}^{(0)}(k)-x^{(0)}(k)$，$k=1$，2，$\cdots$，$n$，称$C=\dfrac{S_2}{S_1}$为均

方差比值（后验差比值），称$P=P(|\varepsilon(K)-\bar{\varepsilon}|<0.6745S_1)$为小误差概率，均方差比值$C$越小越好，小误差概率$P$越大越好。

一般后验差比值C值小于0.35则模型精度高，C值小于0.5说明模型精度合格，C值小于0.65说明模型精度基本合格，C值大于0.65则说明模型精度不合格。小误差概率P值一般小于0.7则说明模型不合格，小于0.8则说明模型勉强合格，小于0.95则说明模型合格，大于0.95则说明模型精度很好。

（三）累加生成数据

本研究以云南省林草旅游与休闲产业为例，选取2010~2019年的云南省林草旅游与休闲产业旅客数量（见表6-2）作为原始分析数据，应用灰色系统理论模型GM（1，1）对云南省的森林康养市场规模进行预测。根据前面所建立的GM（1，1）模型，通过公式对其进行一次累

加得到累加序列$x^{(1)}$。

表 6-2　2010~2019 年云南省林草旅游与休闲产业旅客数量

单位：万人次

指标	2010 年	2011 年	2012 年	2013 年	2014 年	2015 年	2016 年	2017 年	2018 年	2019 年
$x^{(0)}$	1696	1977	2521	2788	3315	3745	4045	4276	5037	7355
$x^{(1)}$	1696	3673	6194	8981	12296	16041	20086	24362	29399	36754

资料来源：相关年份《中国林业和草原统计年鉴》。

(四) 模型检验

1. 残差检验

从表 6-3 可知，模型构建后可对相对误差和级比偏差值进行分析，验证模型效果情况；模型相对误差最大值为 0.161<0.2，意味着模型拟合效果达到要求。针对级比偏差值，该值小于 0.2 则说明达到要求，若小于 0.1 则说明达到较高要求；该模型级比偏差值基本小于 0.2，达到拟合效果要求。平均相对误差为 7.59%，说明预测模型拟合效果良好。

表 6-3　GM（1，1）模型检验

年份	原始值	预测值	残差	相对误差（％）	级比偏差
2010	1696.000	1696.000	0.000	0.000	—
2011	1977.000	1779.475	197.525	9.991	0.098
2012	2521.000	2246.253	274.747	10.898	0.176
2013	2788.000	2736.884	51.116	1.833	0.050
2014	3315.000	3252.586	62.414	1.883	0.116
2015	3745.000	3794.641	-49.641	1.326	0.070
2016	4045.000	4364.396	-319.396	7.896	0.027
2017	4276.000	4963.265	-687.265	16.073	0.006
2018	5037.000	5592.737	-555.737	11.033	0.108
2019	7355.000	6254.376	1100.624	14.964	0.280

2. 后验差检验

如表 6-4 所示，后验差比值为 0.0889<0.35，模型精度高。小误差概率 P 值为 0.900<0.95，意味着模型精度合格。

表 6-4　模型构建结果

发展系数 a	灰色作用量 b	后验差比值 C 值	小误差概率 P 值
−0.0498	8457.6611	0.0889	0.900

（五）森林康养产业需求预测

根据 GM（1, 1）预测模型，并且假设在未来几年内经济因素、社会因素、政治因素等相对稳定，不发生大的变动，对云南省森林康养旅游人数进行预测，预测结果如表 6-5 所示。同理，根据建立的 GM（1, 1）预测模型，以及 2010~2019 年云南省林草旅游与休闲产业旅游总收入，对云南省森林康养旅游总收入进行预测，预测结果如表 6-6 所示。

表 6-5　基于 GM（1, 1）模型的云南省森林康养游客数量预测

单位：万人次

年份	原始值	预测值
2010	1696.000	1696.000
2011	1977.000	1779.475
2012	2521.000	2246.253
2013	2788.000	2736.884
2014	3315.000	3252.586
2015	3745.000	3794.641
2016	4045.000	4364.396
2017	4276.000	4963.265
2018	5037.000	5592.737
2019	7355.000	6254.376
2020	—	6949.825
2021	—	7680.811
2022	—	8449.152

年份	原始值	预测值
2023	—	9256.755
2024	—	10105.628
2025	—	10997.878
2026	—	11935.723
	RMSE = 1489.308	

表6-6　基于 GM（1，1）模型的云南省森林康养旅游总收入预测

单位：亿元

年份	原始值	预测值
2010	15.180	15.180
2011	16.450	0.576
2012	25.950	17.337
2013	41.210	35.458
2014	50.260	55.049
2015	68.480	76.230
2016	80.590	99.129
2017	105.890	123.886
2018	150.860	150.652
2019	205.710	179.590
2020	—	210.876
2021	—	244.700
2022	—	281.268
2023	—	320.803
2024	—	363.547
2025	—	409.758
2026	—	459.719
	RMSE = 42.333	

（六）分析与讨论

灰色预测模型是通过少量的、不完全的信息进行预测且最后的预测

结果准确度较高的一种预测方法。使用 GM（1，1）模型对森林康养游客数量和旅游收入进行预测可以解决信息少且不确定的问题，并得出一个相对可靠、准确的预测数值。从预测结果可以看出，云南省森林康养旅游经济（包括游客数量、旅游总收入等）在未来一段时间内仍然会保持稳步发展的态势。从增长趋势来看，每年增长趋势较为平稳，如 2021 年森林康养游客达到 7680.811 万人，同比 2020 年增长 10.52%；2021 年森林康养旅游总收入达到 244.700 亿元，同比 2020 年增长 16.04%。但旅游行业属于敏感的行业，旅游市场受外界事件影响较大，在发生特定事件时对其进行市场预测，会导致现实与预期之间存在较大的偏差。因此，本研究是在正常稳定的情况下进行的预测，但是在应用这一预测时，也要考虑到一些特殊的事件。

第二节　云南森林康养消费行为分析

一　被调查者基本情况

（一）森林康养消费者性别分布

如表 6-7 所示，从性别来看，男性 92 人，占比 45.32%，女性 111 人，占比 54.68%，性别分布较为均衡，没有较为明显的分布特点。

（二）森林康养消费者年龄结构

被调查者中，18 岁及以下占比 7.88%，19~35 岁占比 54.68%，36~55 岁占比 25.62%，56 岁及以上占比 11.82%。从年龄结构来看，云南省森林康养市场的主力消费群体是 19~55 岁这个年龄区间的中青年，总占比 80.3%（见表 6-7）。这个群体的主要特点是有一定的经济基础，有较强的养生意识，并且对新事物新产业的接受度较高。

（三）森林康养消费者学历

本次调查云南省森林康养的消费者多为受过高等教育的人群。调查显示 69.46% 的被调查者拥有大专及以上学历，中专或高中学历占比为 21.67%，初中及以下学历占比为 8.87%（见表 6-7）。高学历群体对新兴产业的接受度较高，对森林康养的了解程度相对于其他群体来说更加深入，并且更加关注森林康养对于人类健康的重要性。

（四）森林康养消费者职业状态

从职业上来看，被调查者的职业结构呈现多元化，由公务员、企事业单位职员、学生、个体经营者、自由职业者、离退休人员等组成。其中自由职业者和个体经营者占比之和为 33.99%，这一类人群时间相对自由，且具有更加充裕的时间；公务员和企事业单位职员占比为 23.65%，这类人群的特点是工作放假时间固定、收入稳定；学生占比为 23.15%，这类人群有充裕的寒暑假，且对于出游具有很高的兴趣（见表 6-7）。基于现在快节奏的生活状况和高压的工作学习状况，森林康养产业的出现对于调节人们的生活、工作、学习状态无疑具有重要作用。以上群体大部分属于亚健康高发人群，他们的健康意识较强，注重通过康体养生来缓解压力。因此，未来云南省森林康养消费者市场开发的重点应该放在公务员、企事业单位职员、学生、自由职业者或个体经营者等群体上面。

（五）森林康养消费者收入水平

云南省森林康养消费者以中等收入人群为主，这部分人群有经济条件参与森林康养活动。收入水平在 5000 元以上这个水平区间的数量最多，占比为 44.34%；收入为 2000~5000 元的占比为 28.57%；2000 元及以下的占比为 27.09%（见表 6-7）。

表 6-7　被调查者基本信息

单位：个，%

分类	项目	数量	占比
性别	男	92	45.32
	女	111	54.68

续表

分类	项目	数量	占比
学历	初中及以下	18	8.87
	中专或高中	44	21.67
	大专或本科	118	58.13
	硕士及以上	23	11.33
年龄	≤18 岁	16	7.88
	19~35 岁	111	54.68
	36~55 岁	52	25.62
	56 岁及以上	24	11.82
职业	公务员	14	6.90
	企事业单位职员	34	16.75
	学生	47	23.15
	个体经营者	29	14.29
	自由职业者	40	19.70
	离退休人员	14	6.90
	其他	25	12.32
收入水平	≤2000 元	55	27.09
	2000~5000 元	58	28.57
	5000~8000 元	48	23.65
	8000 元以上	42	20.69

二　森林康养消费者认知情况

（一）森林康养的了解程度

有 42.86% 的被调查者对森林康养的了解程度一般，只是听说过森林康养，但熟悉程度不高；39.90% 的被调查者对森林康养不了解；而对森林康养有了解的被调查者只占 17.24%，详见图 6-5。这一数据说明森林康养在中国还属于新兴产业，大多数消费者对森林康养的认知还处于较浅层次。

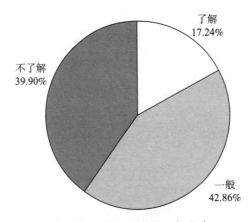

图 6-5　对森林康养的了解程度

（二）获取信息途径

被调查者获取森林康养信息的途径见图 6-6。有 63.55% 的被调查者从互联网获取信息；35.96% 的被调查者通过广播、电视了解到森林康养；21.18% 的被调查者从旅行社获取森林康养的信息。我们正处于一个互联网急剧发展的时代，互联网作为当今信息的主要传播渠道，地位毋庸置疑，被调查者无论身份、职业、年龄，大多数人都是从互联网获取森林康养的信息。互联网是一个庞大的资源库，能够为人们提供更多、更全面的信息。

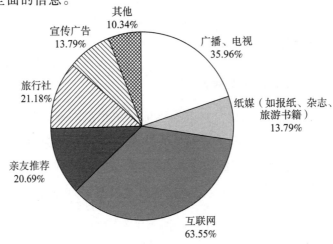

图 6-6　获取信息途径

（三）康养保健的重要性评价

69.95%的被调查者认为康养保健对于人体非常重要；28.08%的被调查者认为康养保健的重要性一般；仅有1.97%的被调查者不重视康养保健（见图6-7）。由此可见，随着社会经济的不断发展，人们的保健意识不断增强，对康养保健越来越重视。

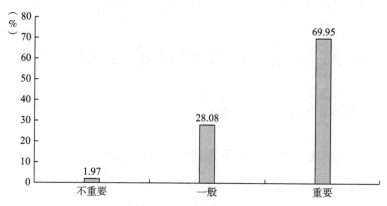

图6-7 康养保健的重要性

（四）森林康养产品熟悉程度

被调查者对于森林康养产品的熟悉程度如图6-8所示。52.71%的

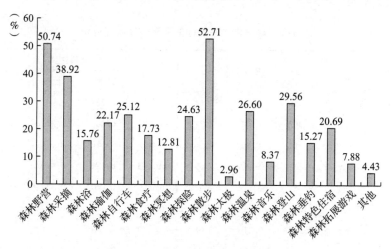

图6-8 对森林康养产品的熟悉程度

被调查者对森林散步的熟悉程度较高；50.74%的被调查者对森林野营的熟悉度较高；38.92%的被调查者更加熟悉森林采摘；熟悉森林自行车、森林温泉、森林登山的被调查者占比均超过25%，对于森林探险、森林浴、森林瑜伽、森林食疗、森林垂钓、森林特色住宿熟悉的被调查者占比均超过15%。这一数据说明森林康养产品应满足多样化的特点，根据消费者的不同需求开发多元的产品。

第三节 云南森林康养消费意愿与影响因素分析

一 消费意愿影响因素分析

（一）云南省森林康养消费意愿影响因素分析

对云南省森林康养市场调查的数据回收分析后，以消费意愿为因变量（被解释变量）Y，筛选变量后剩余自变量为 X，分别为年龄（X_1）、健康状况（X_2）、认知程度（X_3）、体验经历（X_4）、停留时间（X_5）、产品功能（X_6）、情感认知（X_7）、产品开发（X_8）、主观规范（X_9）进行进一步的多元回归分析并建立模型，详细结果见表6-8。

表6-8 森林康养影响因素多元线性回归分析

变量	B	SE	Beta	t	p	95%置信区间		VIF
						下限	上限	
常量	1.264	0.346	—	3.649	<0.001	0.581	1.947	—
X_1	0.187	0.067	0.180	2.812	0.005	0.056	0.319	1.295
X_2	-0.291	0.112	-0.154	-2.600	0.010	-0.512	-0.070	1.105
X_3	0.329	0.072	0.286	4.597	<0.001	0.188	0.470	1.218
X_4	0.193	0.065	0.182	2.962	0.003	0.064	0.321	1.194
X_5	0.128	0.048	0.163	2.638	0.009	0.032	0.223	1.199
X_6	0.365	0.099	0.219	3.687	<0.001	0.561	0.170	1.107
X_7	0.361	0.103	0.206	3.494	0.001	0.565	0.157	1.090

续表

变量	B	SE	Beta	t	p	95%置信区间		VIF
						下限	上限	
X_8	0.354	0.157	0.158	2.262	0.025	0.663	0.045	1.104
X_9	0.133	0.050	0.168	2.657	0.009	0.034	0.232	1.257

R = 0.624
$R^2 = 0.390$
F = 12.257
调整后的 $R^2 = 0.358$

运用 SPSS 软件对数据进行多元线性回归分析，该多元线性回归方程具有统计学意义，其中 F = 12.257（p<0.001），模型显著，调整后的 $R^2 = 0.358$。根据表 6-8 的回归结果可以发现，各个因素的影响程度是不同的，对森林康养消费意愿均存在显著影响，将回归系数代入模型，可知回归方程为：

$$Y = 1.264 + 0.187X_1 - 0.291X_2 + 0.329X_3 + 0.193X_4 + 0.128X_5$$
$$+ 0.365X_6 + 0.361X_7 + 0.354X_8 + 0.133X_9$$

从结果中可以看出，对于云南省森林康养的消费意愿影响较大的因素为（按顺序取前六位）：产品功能（运动型康养）、情感认知（暂离城市，回归自然）、产品开发（项目个性化）、认知程度、健康状况、体验经历。其中产品功能（运动型康养）、情感认知（暂离城市，回归自然）、产品开发（项目个性化）、认知程度、体验经历与消费意愿成正比；健康状况与消费意愿成反比。其他比较重要的因素分别为年龄、主观规范（身边重要人物的参与意愿）、停留时间。

1. 产品功能影响森林康养消费意愿

森林康养的产品功能与森林康养消费意愿呈正相关，它的系数为 0.365，说明消费者对森林康养产品功能评价每提升 1 个单位，其对森林康养的消费意愿提升 0.365 个单位。森林康养的产品功能决定了消费者对森林康养的需求是否能够得到满足。当下，人们在康体养生方面有了更高的关注度，并且越来越重视产品的功能性。森林康养作为一个新兴产业出现在消费者面前，对于大部分人来说是模糊的。因此，森林康养产品的功能对消费者有着很强的吸引力。在这种情形下，森林康养要优化产品功能、提高产品质量。针对项目体验类产品，要配备合适的器材、专业设施以及专业人员；针对食品和艺术品类产品，要保证产品质量，让消费者体验到森林康养的康体养生功能。

2. 情感认知影响森林康养消费意愿

情感认知与森林康养消费意愿呈正相关，它的系数为 0.361，说明消费者的情感认知每提升 1 个单位，其对森林康养的消费意愿提升0.361 个单位。受到情感认知的影响，消费者想要暂离城市回归自然的情感越强烈，那么森林康养的消费意愿越强烈。由此可见，消费者对森林康养的情感认知的重视程度较高。因此，要促进森林康养服务购买，首先要从消费者的情感导向入手，了解消费者的消费心理，抓住消费者对暂离城市回归自然的强烈愿望，对潜在消费者进行有针对性的宣传活动，满足他们的需求。

3. 产品开发影响森林康养消费意愿

产品开发与森林康养消费意愿呈正相关，它的系数为 0.354，说明消费者对产品开发个性化的评价每提升 1 个单位，其对森林康养的消费意愿提升 0.354 个单位。随着社会经济的发展，人们的生活休闲水平不断提升，对于产品的需求也趋于个性化，单一的、传统的休闲产品、养生产品、森林旅游产品已经不再是消费者所追求的。因此，要创新产品的个性化、多元化，增强森林康养产品的吸引力，给消费者带来新刺激。

4. 森林康养认知程度影响森林康养消费意愿

森林康养认知程度与森林康养消费意愿呈正相关，它的系数为0.329，说明消费者对森林康养的认知程度每提升 1 个单位，其对森林康养的消费意愿提升 0.329 个单位。消费者对森林康养的认知程度越高或者对森林康养的支持度越高，那么消费者做出购买森林康养服务决策的可能性就越大。森林康养作用的普及度越高，人们对森林康养的认知越丰富，受到认知理性精神的影响，参加森林康养活动的意愿也更加强烈。由此可见，要促进森林康养服务购买，首先要加大宣传力度，向消费者普及森林康养知识，让公众更加全面地了解森林康养活动的形式、功能与特点，参加森林康养活动给人体带来的康体养生益处。尤其是社会上一大批偏高龄的消费人群对互联网的操作不熟悉，导致线下宣传是他们主要获取森林康养信息的渠道之一，因此线下宣传也是不可或缺的。

5. 健康状况影响森林康养消费意愿

消费者的健康状况与森林康养的消费意愿呈负相关，它的系数为 -0.291，说明消费者的健康状况每提升 1 个单位，其对森林康养的消费意愿降低 0.291 个单位。由此可见，大部分的消费者都认为森林康养仅针对健康状况不好的群体，健康状况良好的群体对森林康养的消费意愿低。因此，森林康养项目开发和宣传不仅做康复板块，也要将健康人群的需求考虑进去，针对不同健康状况的人群开发多元的产品，做好针对性的宣传。

6. 体验经历影响森林康养消费意愿

消费者的体验经历与森林康养的消费意愿呈正相关，它的系数为 0.193，说明消费者的体验经历每提升 1 个单位，其对森林康养的消费意愿提高 0.193 个单位。由此可见，曾经体验过森林康养的消费者消费意愿较高，森林康养旅游的二次消费可能性较高。促进森林康养的二次消费是森林康养项目规划的关键点，增强森林康养项目的体验感，通过影响消费者对空间、时间和事物的体验，使其带给消费者流连忘返之感。

（二）结论分析

从消费者需求出发，总结出云南省森林康养消费者消费意愿的影响因素为年龄、主观规范（身边重要人物的参与意愿）、产品功能（运动型康养）、情感认知（暂离城市，回归自然）、产品开发（项目个性化）、认知程度、健康状况、体验经历，并设置了调查问卷，运用多元线性回归模型研究各影响因素的作用权重，进一步确定了产品功能（运动型康养）、情感认知（暂离城市，回归自然）、产品开发（项目个性化）、认知程度、健康状况、体验经历六大主要因素均能够显著影响森林康养消费者的消费意愿。

森林康养产业的标准化服务是形成品牌的基础，只有在人员、产品、服务内容和质量方面都有标准，顾客才能消费得更放心，森林康养产业发展才能更加长远。初步建立以森林康养产品为核心的森林旅游产业体系，使云南省森林康养产业活力、竞争力和整体素质得到有效提高，推动云南省森林康养产业全面发展，成为云南林业产业的支柱产业和先导产业。

二 消费意愿分析

（一） 森林康养的消费意愿

如图 6-9 所示，对于森林康养活动，9.85% 的被调查者有非常强烈的消费意愿，25.12% 的被调查者有强烈的消费意愿，56.65% 的被调查者消费意愿一般，5.91% 的被调查者消费意愿不强烈，2.46% 的被调查者消费意愿非常不强烈。被调查者中有意愿参与森林康养活动的占比达

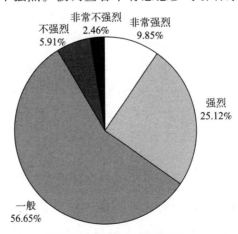

图 6-9　森林康养的意愿程度

91.62%，没有意愿消费森林康养的人群仅有 8.37%。由此可见，市场上对于森林康养项目的消费需求巨大，森林康养产业的前景不可估量。这也很大程度上与人们越来越重视提升生活质量、注重绿色原生态的概念息息相关，森林康养符合大众追求绿色健康生活的理念，未来也将具有广阔的市场。

（二）森林康养体验调查

由图 6-10 可知，被调查者中体验过森林康养活动的占比为 52.71%，从未体验过的占比为 47.29%。可见有一半以上的被调查者对于森林康养已经有了一定的接触和了解，但仍有较多人群没有体验过森林康养产品。这说明森林康养产品已经缓缓地进入人们的视野当中，许多人都已进行了森林康养活动的尝试，市场基础已经开始构建，但同时存在较大的潜在市场发展空间。

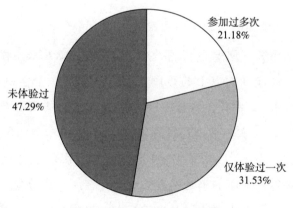

图 6-10　森林康养体验调查

（三）参加森林康养的动机

由图 6-11 可知，参与森林康养活动的主要动机是休闲度假，放松心情；暂离城市，回归自然；增加运动，促进健康；保健疗养，修身养性；占比分别为 74.88%、66.50%、51.23%、35.96%。其次是科普教育，增长见识，占比为 23.15%；了解地方，感受文化，占比为 22.66%。工作学习上的压力、快节奏的生活方式以及城市的喧嚣，使得人们亲近自然、回归自然的愿望更加强烈，森林康养活动就成了很好的选择。

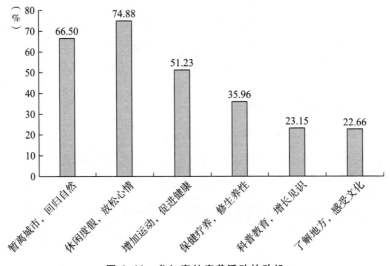

图6-11　参加森林康养活动的动机

(四) 森林康养的意愿年消费次数

对于森林康养，愿意进行消费的人群高达91.62%。由图6-12可知，希望每年体验6次以上的被调查者占8.87%，希望每年体验4~6次的被调查者占12.81%，希望每年体验2~4次的被调查者占34.48%，希望每年体验1~2次的被调查者占43.84%。其中希望每年体验1~2次的被调查者占比最多，其次是2~4次，选择6次以上的人群最少。这说明在选择进行森林康养消费的人群中也存在一定的分层，大致分为以下三类。第一类消费人群主要是出于好奇，想体验森林康养活动，进行"尝鲜式"消费，这类人群占大多数，这与中国的森林康养产业处在起步阶段相对应，这部分人群仍然在观望森林康养活动项目。第二类消费人群是森林康养的主要消费人群，会对森林康养进行多次消费，并对森林康养产业的发展起到推动作用。第三类消费人群是对森林康养抱有极大兴趣，但由于受经济实力或时间等原因的限制，对森林康养消费不足。

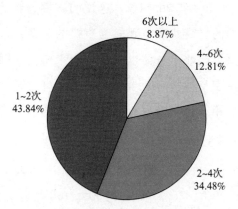

图 6-12　森林康养的意愿年消费次数

（五）森林康养的意愿消费地点

如图 6-13 所示，被调查者愿意去的森林康养地点在外省的占 20.69%，本省外市的占 24.63%，本市外县的占 10.34%，本市县的占 44.33%。由此可见，被调查者对于森林康养地点选择有近有远，且占比差距不大，说明森林康养在选址上的地理位置因素不太明显。

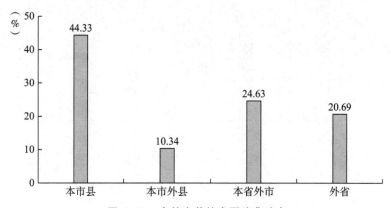

图 6-13　森林康养的意愿消费地点

（六）森林康养活动类型选择

如图 6-14 所示，被调查者愿意选择的森林康养活动类型主要有游憩型康养、饮食型康养、运动型康养和保健型康养，占比分别为 61.58%、45.32%、43.84% 和 33.99%；其次是文化型康养和生态型康养，占比分别为29.56%和26.11%。这说明被调查者的目的性以及针对性较强，这与他们的自身状况有着较为直接的关系，这些人群认为休闲的森林康养活动更加能够给身体以及精神带来放松。因此森林康养活动的类型选择应该在满足消费者需求的前提下，将传统的森林旅游项目与森林康养活动项目相结合，形成符合自身发展的活动类型。

（七）森林康养受众人群

如图6-15所示，在森林康受众人群中，中年人、青年人和老年人的占比分别为40.39%、26.11%、26.60%，由此可见每个年龄阶段对于森林康养都有不小的需求，其中中年人占比最大，这一类人群具有工作稳定、收入稳定的特点，且身体压力较大，对于康养保健的需求更加强烈。因此在进行森林康养项目开发的时候要考虑各个年龄阶段，其中要更加注重中年人群体的需求。

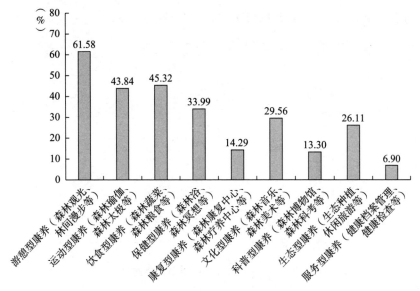

图6-14 森林康养活动类型选择

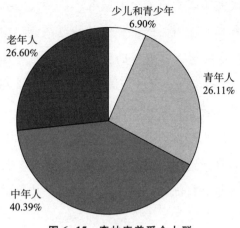

图 6-15　森林康养受众人群

第四节　主要结论

发展森林康养产业是实现"两山"理念最有力的途径之一，是实现森林生态价值的最重要途径，有助于生态发展、文化复兴、产业振兴、农民受益。云南在历史文化背景、资源状况、政府的扶持政策等方面都有无可比拟的优势，上文简要分析了云南森林康养产业市场现状，森林康养规模稳步上升，未来市场前景十分广阔。

GM（1，1）模型可对数据少、序列不完整及可靠性低的数据进行预测，其不考虑分布规律或变化趋势，适用于指数增长性的中短期预测。森林康养市场需求预测的 GM（1，1）模型分析方法具有一定借鉴作用。从预测结果来看，云南森林康养游客数量以及旅游收入在未来几年内还会迅速增长，且云南发展森林康养产业具有得天独厚的优势以及有关政府的扶持、企业的大力支持，森林康养市场具有很大的发展潜力，这也从一个侧面反映了预测结果的可靠性。面对新兴发展的森林康养旅游市场，云南省旅游业相关决策部门应采取相应的措施，比如在产品开发设计方面推动一系列创新的产品研发和设计，坚持生态文化与产业协调发展，加快完善森林康养公共服务体系，大力培养专业人才，等等，打造合理的、具有吸引力的森林康养特色产业，增加产品的有效供给，让消费者切身感受到森林康养的价值，满足消费者多元化需求，从而进一步提高消费者的参与意愿，促进云南省旅游业的快速、健康发展。

通过问卷调查对云南森林康养消费行为进行分析得知：消费者的消费意愿对森林康养产业有着至关重要的影响，消费者的收入水平、认知程度、森林康养的服务费用、基础设施建设等方面影响着消费者的消费意愿。发展森林康养，要优化产品功能、提高产品质量，要根据产品功能有针对性地配备专业设备、专业器材和专业人员；要重视消费者的情感认知，从多方面满足消费者暂离城市，回归自然的愿望；以消费者的利益诉求为出发点普及宣传森林康养，要灵活运用多种宣传形式，提高民众对森林康养的认知度；在保证服务质量的基础上，尽量降低花费，或者举办一系列森林康养体验活动，针对有不同消费需求的消费者，提供不同档次的森林康养活动项目，让消费者切身感受到森林康养的价值，从而进一步提高消费者的参与意愿；切实完善森林康养目的地的各项设施建设，并向消费者提供多样化的森林康养项目，以满足消费者的各种需要；需要加强对消费者的引导，使消费者从主观上愿意进行森林康养消费，促进云南省森林康养提质增效，全面发展。

本章参考文献

[1] 陈庆虎，杨笑一. 平阳县古盘山城市森林公园规划与建设 [J]. 福建林业科技，2014，41（04）：134-139.

[2] 高丹丹，刘鹏，李顺龙. 伊春市发展森林康养产业的潜力挖掘与品牌建设 [J]. 东北林业大学学报，2017，45（08）：101-104.

[3] 国家林业和草原局. 中国林业和草原统计年鉴 2018 [M]. 北京：中国林业出版社，2019：104.

［4］国家林业和草原局．中国林业和草原统计年鉴 2019 ［M］．北京：中国林业出版社，2020：60.

［5］国家林业局．中国林业统计年鉴 2010 ［M］．北京：中国林业出版社，2011：122.

［6］国家林业局．中国林业统计年鉴 2011 ［M］．北京：中国林业出版社，2012：118.

［7］国家林业局．中国林业统计年鉴 2012 ［M］．北京：中国林业出版社，2013：114.

［8］国家林业局．中国林业统计年鉴 2013 ［M］．北京：中国林业出版社，2014：116.

［9］国家林业局．中国林业统计年鉴 2014 ［M］．北京：中国林业出版社，2015：110.

［10］国家林业局．中国林业统计年鉴 2015 ［M］．北京：中国林业出版社，2016：108.

［11］国家林业局．中国林业统计年鉴 2016 ［M］．北京：中国林业出版社，2017：106.

［12］国家林业局和草原局．中国林业统计年鉴 2017 ［M］．北京：中国林业出版社，2018：108.

［13］黄骁，王梦君，唐占奎．平武县森林康养产业发展路径和举措研究 ［J］．林业建设，2021（02）：26-30.

［14］刘拓，何铭涛．发展森林康养产业是实行供给侧结构性改革的必然结果 ［J］．林业经济，2017，39（02）：39-42+86.

［15］任紫娴，李学武，陈一硕，张桐瑄，张英杰，程宝栋．基于网络舆情的国家森林康养基地建设成效分析 ［J］．林业资源管理，2021（03）：28-32.

［16］吴燕，蔡群．黄山市生态旅游存在的问题与可持续发展对策 ［J］．绿色科技，2013（03）：236-238.

［17］席一．重庆发展森林生态旅游的 SWOT 分析及对策 ［J］．重庆教

育学院学报，2010，23（03）：76-79.

[18] 熊冬平，张秋根，万承永.发展江西森林旅游的思路［J］.江西
林业科技，2003（04）：16-18+32.

[19] 徐高福，徐小忠，余梅生.千岛湖森林康养基地发展路径探
析——基于千岛湖龙川湾的调查研究［J］.林业调查规划，2020，
45（01）：168-172.

[20] 赵勤.云南省森林康养产业特色宣传及营销方式［J］.农村经济
与科技，2021，32（14）：187-189.

[21] 隋媛慧.市场导向的云南森林康养产品开发研究——以太阳河国
家森林公园为例［D］.西南林业大学，2023.

第七章　国内外森林康养产业发展经验借鉴

全球经济的不断发展和人口的增多给森林带来了巨大压力，引起了人们对"拯救森林"的关注。人们越来越重视人与自然之间的关系，植树造林已成为提高森林覆盖率的重要手段，"两山"理念也已经家喻户晓。在生态文明建设背景下，发展森林康养已成为一种趋势。

通过对国内外森林康养发展较为典型的国家和地区进行分析探讨，借鉴和汲取国内外的成功经验，开阔视野，拓展边界，结合自身条件，为云南省森林康养产业发展注入源源不断的创新想法与发展动力，以促进云南省森林康养产业健康、有序的发展，共建人与自然和谐共生的美丽云南。

第一节　国外成功经验

一　德国

森林康养作为当今国际发展趋势之一，起源于 20 世纪的德国。19世纪中期，德国的巴登·威利斯赫恩小镇首次以森林浴的形式开创了森林多功能应用的实践。20 世纪后期，德国颁布了第一部森林保护及娱乐指南和第一部联邦森林法，[①] 目的是促进可持续保护及增加森林效

---

①　MASLOW A H. Classics in the history of psychology: A theory of human Motivation [J]. Electronie Resources Review, 1943, 50: 370-396.

益，1982 年进行了一次修改，其后一直沿用至今。

截至 2019 年 1 月，德国有 350 余处森林疗养基地，每年大约接待 30 万人，每人平均滞留时间约为 3 周。同时，每年有 1/3 的过夜游客停留在这些疗养胜地。德国自然疗法疗养地有 61 处，约占全部疗养地数量的 16%。在这种类型的疗养地中，"森林疗养"发挥着重要作用。下面以德国森林康养经典代表巴登巴登小镇的成功经验为例进行分析。

依托绿色自然环境，构建以预防和保健为主、治疗为辅的康养体系。人们在巴登巴登小镇的绿色场景中，可通过森林浴及温泉浴来进行心理调节，视觉、味觉、触觉、嗅觉、听觉五感全部浸入，欣赏自然美景，品尝各种美食，感受泉水温度，呼吸遍地芬芳，聆听曼妙音乐。置身于这座历史积淀与现代创新共同孕育的小镇，陶冶于人文艺术与自然美景之中，运动与休憩动静结合，达到身心和谐。同时，还有众多的特色诊所，采用先进医疗技术，康养者能接受由内至外的全方位疗养服务。

依托良好旅游资源，构建度假+康养特色的文化休闲中心。巴登巴登小镇有完善的旅游度假服务设施，拥有国际赛马会、世界舞蹈晚会、国际会议展览。加上森林疗养的特色功能，巴登巴登小镇成为精英和高端人士的休闲和度假中心、欧洲沙龙音乐的中心、欧洲的文化和会议中心。巴登巴登小镇既是一个康养小镇，也是一个文旅小镇、度假小镇。

针对不同需求，构建旅游、康养综合型产品体系。针对不同年龄人群，为儿童提供水上乐园、为中青年提供从徒步到跳伞的各个级别的运动及休闲，为老人提供贴心医疗水疗服务及结合了美食和历史文化知识的慢节奏小镇游览。针对不同群体，为个人、双人和多人家庭提供多种选择的多日套餐，包括饮食、住宿、SPA 等项目。针对不同目的，为病人提供小镇疗养治愈，游客可免费申请游客卡，享受优惠待遇，为参加会展人士、商务人员设计娱乐休闲产品。

二　美国

美国是一个森林资源极为丰富的国家，也是世界上最早开始发展养生旅游的国家之一。美国的林地面积占到该国国土总面积的 30% 以上，约有 3.1 亿公顷。美国目前人均收入的 1/8 用于森林康养，年接待游客达到约 20 亿人次。[①] 美国的森林康养场所通过提供富有创新和变化的配套服务，以及深度的运动养生体验来吸引游客，并能够实现集旅游、运动、养生于一体的综合养生度假功能。

为有效保护森林资源，维护森林健康，保持生物物种多样性，维持生态系统的可持续和稳定发展，同时也使森林能够保持健康的、适合被开发利用的状态，一方面，美国林务局努力通过投入大量资金和制定严格的标准来防治病虫害；另一方面，组建了森林保健技术企业队来保护和管理森林资源。森林保健技术企业归属于州有林和私有林综合管理部门，它的主要工作职责包括利用综合评价模型，适时定量调整资源管理计划和森林管理的整个过程；研究和开发决策支持系统改进决策方法；促进森林保健信息的宣传，推广森林保健产品；完善技术开发项目管理，提供有效的指导和技术转让；提供更专业的技术，减少农药对环境的污染；全面评估农药在防治非目标病虫害、影响生态系统等方面的效果；设计和研发喷洒模拟模型，改进施放系统；等等。

三　日本

相较于欧美发达国家，日本的森林康养起步稍晚。但由于日本森林资源丰富，森林覆盖率高达 68%，且政府加快开展相关科研及实践工作，日本的森林康养产业发展迅速且相对规范。

1982 年，日本林野厅长官秋山智英最先提出"森林浴"的概念，即森林大气中存在杀菌、消炎及其他预计对人体具有治疗保健功效的物

---

① 张胜军. 国外森林康养业发展及启示 [J]. 中国林业产业，2018（05）：76-80.

质。2007 年成立日本森林医学研究会，建立了世界首个森林养生基地认证体系。[①] 目前，日本拥有世界上最先进科学的森林养生功效测定技术，且已建立完备的森林疗养基地认证及专业人员资格认证制度，[②] 相关森林疗养理论和实践的研究水平世界领先。

FuFu 山梨保健农园是日本森林康养的典型代表之一，位于日本山梨市山区，海拔差异明显、植被丰富，项目总占地约 6 万平方米（不含周边山林），是日本知名的森林疗养基地。该项目以酒店为载体，以基地内的药材花园、农田、果园及周边丰富的森林资源为基础，在先进的日式森林疗养理念的指导下，为客户提供特别的森林康养体验。同时，保健农园内娱乐及康体配套设施完善，增加了游客的游玩趣味。项目内除设置酒店客房外，还打造了丰富的游玩及康养配套设施供入住游客免费使用，如瑜伽教室、健身房、阅览室、观星台、心理咨询室、按摩室等。此外，保健农园配备具有专业资质认证的服务人员，保障了服务专业化。日本对于森林康养方面专业人才的培养十分重视，自 2009 年开始每年组织一次森林疗法验证测试，为森林康养产业输送专业人才。为了保障课程的科学性及服务的专业性，会与专业的森林疗养师、芳香疗养师、心理咨询师、瑜伽师和按摩师等签订长期合作协议。

日本静冈医养小镇是森林康养医疗保健型小镇，气候温和，温泉资源丰富，是日本最大的茶乡所在地，素有"长寿第一县"之称。静冈县于 2001 年启动富士医药谷计划，以县立静冈癌症中心开设为契机，围绕"静冈癌症中心医院"打造了"医疗吸引核"，围绕"康复保健中心"构建起"修养聚集区"，并把医疗研究教育融入医疗产业中。通过医、养、产融合，形成医疗康复体系及独特的休养生活方式，建立起集健康、医疗、生物试验、保养、度假于一体的新型健康基地，成为日本

---

① 杨利萍，孙浩捷，黄力平，高亚琪，胡东宇．森林康养研究概况［J］．林业调查规划，2018，43（02）：161-166+203.

② 陈晓丽．森林疗养功效及应用案例研究——以日本、韩国为例［J］．绿色科技，2017（15）：234-236.

乃至全球著名的医疗旅游目的地。静冈医养小镇的核心优势是丰富的医疗资源，其核心建筑静冈癌症中心下设静冈癌症中心医院、静冈癌症中心疾病管理中心和静冈癌症中心研究所，为患者提供先进、专业的诊疗技术。同时，静冈癌症中心借助医药谷项目开发，与多所重点大学、医院、企业及各行政机关、金融机构、经济团体建立紧密的合作网络，紧抓医疗研究及医药品、医疗器械开发，构建了完备的医药体系。同时，依托富士山独有的山地气候与自然景观，针对游客和患者设置富含负氧离子的山地休养路线，依托温泉资源开发休闲度假游；依托茶园进行生态旅游开发，使患者或者游客将康复养疗完全融入日常生活中。

第二节　国内成功经验

一　四川省

森林康养在中国处于起步阶段，四川省森林康养走在全国前列，在全国范围内较早开展了试点建设。2015 年，四川省吸取康养理念，在全国率先提出"森林康养"的概念，即让人们在森林里寻求健康生活。同年，四川省林业厅公布了首批 10 家森林康养试点示范基地名单。2016 年开始，国家林业局在全国开展森林体验基地和全国森林养生基地试点建设，首批包括 18 个基地，覆盖 13 个省份。[①]

四川是林草资源大省，康养资源富集，在生态旅游和森林康养方面有着 20 余年的林业产业转型探索经验，走在了全国前列。峨眉半山七里坪、攀西阳光康养等已成为知名的康养目的地。

2016 年，四川颁发了《四川省森林康养基地建设 资源条件》《森林康养基地建设 基础设施》；2017 年，又制定出台了《森林康养基地建设 康养林评价》地方标准。2017 年，森林康养被纳入四川顶层设

---

① 闫帅，尹久娜，田富学，黄晖，陈祖建. 国内外森林康养发展历程及我国森林康养发展建议 [J]. 南方园艺，2020，31（01）：69-73.

计，成为全省打造生态经济的新引擎。森林康养产业发展被写进 2017年四川省委、省政府 1 号文件，写进推进农业供给侧结构性改革加快由农业大省向农业强省跨越十大行动方案，作为农业供给侧新业态大力发展。2017 年 10 月，四川省农工委印发《四川省大力发展生态康养产业实施方案（2018~2022）》，明确了生态康养发展目标。

在四川，森林康养基地必须符合最低"标配"。在资源条件方面，要具备面积大于等于 50 公顷，森林覆盖率为 60% 以上，森林达到健康等级的面积为 80% 以上，森林结构和物种数量稳定，能够提供多种森林蔬菜或生态食品等。在基础设施方面，要求康养步道里程为 4000 米以上，坡度小于等于 7 度，有 1 处以上医疗卫生保健机构，具备必要的环境监测设备并实时显示监测数据，等等。基地要设置森林生态科普、森林生态文化、森林康养知识解说标牌，让人们在亲近自然的同时，还可以了解自然、体验自然课堂。最低"标配"却是高门槛。森林康养基地不是售卖一张床位，而是要让人留下来，真正地走进大自然中去体验。

2017 年 12 月，四川首次发布全国"森林康养指数"，上线启动全国首创的"森林康养一卡通"。全国首个森林康养指数包括邛海湿地公园、攀枝花花舞人间、峨眉半山七里坪等森林康养基地的温度、湿度、高度、人气度、舒适度、通畅度 6 项康养指数，用数据诠释吃、住、行、游、养、娱的动态信息。

2018 年 4 月，四川确定每年 5 月和 5 月 5 日分别为四川省"森林康养月"和"生态康养日"。森林康养正在四川扎根苗壮生长，吸引越来越多的人了解并去体验森林康养。

二 贵州省

作为首批国家生态文明试验区，贵州省坚持生态优先、绿色发展之路。党的十九大以来，贵州省以习近平新时代中国特色社会主义思想为指导，认真贯彻落实习近平生态文明思想，充分发挥生态资源优势，大力发展森林康养产业。贵州省林业局数据显示，截至 2020 年，贵州省森林面积为 1.62 亿亩，森林蓄积为 6.09 亿立方米，森林覆盖率达 61.51%[①]。贵州不仅有着丰富的森林资源，而且森林生态系统类型多，稳定性高，森林资源持续稳定健康增长，这一切都为贵州的森林康养提供了天然的优势，成为引人入胜的森林康养目的地。

近年来，贵州省林业局坚守发展和生态两条底线，积极践行"两山"理念，勇于探索，大胆实践，打造"大生态+森林康养"林业经济发展新模式，激活林草资源潜能，把森林康养打造成为贵州绿色发展"新名片"，走出了一条不同于东部、有别于西部其他省区的绿色发展之路，为助力乡村振兴贡献了林业智慧。"十三五"期间，贵州省林业局大力发展森林康养产业，全省共有森林康养（试点）基地 78 个，初步形成了山地气候型、山地温泉型、林茶复合型、民族医药型和林药复合型等森林康养模式。2021 年全省森林康养（试点）基地接待人数共 900 多万人次，基地综合总收入近 200 亿元，提供就业岗位数 8747 个，有力助推了乡村振兴。

"十四五"期间，贵州省林业局将以"黔中避暑养生核心森林康养区""黔茶贵酒森林康养养生区、凉都休闲森林康养区、原生态民俗森林康养区及阳光康体森林康养区""长寿福地、洞天福地、贵州屋脊、地球彩带、温泉养生谷、世遗体验地"的"一核四区多节点"为森林康养产业发展空间布局，培育"健康贵州"新的增长极，树立"森林康养，贵州乐享"的形象品牌。到 2025 年，提升建设森林康养（试点）基地 70 个、森林康养步道 300 公里，森林康养年服务人次 200 万以上，构建较为完善的森林康养产业体系，为全省打造国内一流度假康养目的地做出应有贡献。

森林康养日益成为践行现代林业发展的理念，开创百姓富、生态美的多彩贵州新未来路上的重要生态产业。为推动贵州省森林康养产业健

---

① 吴采丽. 森林康养 贵州得天独厚［N］. 贵州日报，2021-07-11（05）.

康、规范、可持续发展，贵州省林业局、省民政厅、省卫生健康委和省中医药管理局四家联合印发《推进森林康养产业发展的意见》，出台《贵州省森林康养基地规划技术规程》（DB52/T1197—2017）和《贵州省森林康养基地建设规范》（DB52/T1198—2017）两个地方标准，及《贵州省省级森林康养基地管理办法》和《贵州省省级森林康养基地评定办法》两个办法，贵州走在了全国的前列。[①]

2020 年，贵州省林业局在线上开通了"贵州省森林康养基地环境指标数据发布系统"，可以实时看到全省负氧离子监测数据排行。2021生态文明贵阳国际论坛"森林康养·中国之道"主题论坛在贵阳举行，国家林业和草原局副局长刘东生在致辞中表示，贵州省生态建设成效显著，森林康养已经成为贵州绿色发展"新名片"。

贵州广播电视台大健康频道是该台大健康领域服务和产业融媒体专属平台，《康养在贵州》——森林康养专场节目于 2022 年 8 月 4 日在贵州电视台第 4 频道首播。《康养在贵州》作为一档观点谈话类+实地探访类节目，主要邀请政府主管部门领导、行业专家学者、产业投资人、行业代表为嘉宾，共话贵州康养发展，是全省首个康养行业融媒体平台栏目。

三 湖南省

湖南省立足于森林康养产业，打造绿色健康产业新品牌，2016 年出台《湖南省森林康养发展规划（2016—2025 年）》，指导森林康养产业融合发展。"十三五"期间，湖南省森林覆盖率达 59.96%、湿地保护率 75.77%，森林蓄积量 5.88 亿立方米，城市空气质量优良天数比例达 91.7%。湖南省森林生态产品绿色核算 9815.64 亿/年，森林康养占 11.7%。[②]

2016 年 5 月，湖南省林业厅成立了森林康养领导小组，下设 8 个专

---

① 郭金鹏，李君一，姚建勇. 贵州省森林康养产业发展现状及对策［J］. 贵州林业科技，2021，49（02）：40-44.
② 王兵. 湖南省森林生态产品绿色核算［M］. 北京：中国林业出版社，2022.

业工作组，分别负责全省森林康养产业的规划编制、科学研究、设计监测、标准制定、产业发展、文化宣传、人才培训和国际交流工作。[①] 2016 年，湖南省人民政府下发了《湖南省人民政府办公厅关于推进森林康养发展的通知》，也是全国第一个以省政府名义下发推进森林康养发展通知的省份。2017 年，湖南省发改委、湖南省林业厅联合印发了《湖南省森林康养发展规划（2016—2025 年）》，2019 年，湖南省林业局印发了《湖南省森林旅游与康养千亿产业发展规划（2018—2025 年）》，规划的出台和实施将把森林资源优势转化为产业、经济和健康优势，在湖南形成集旅游、医疗、养生、康复、保健、教育、文化和扶贫于一体的绿色生态的森林康养产业。

2018 年湖南省制定发布了《森林康养基地建设与管理规范》，2019 年《康养林经营技术规范》《负氧离子监测规范》《森林康养服务设施建设规范》《森林康养导引系统规范》《森林康养产品项目设计规范》等配套标准通过评审，这些使得森林康养的发展在操作层面更加细化、更加规范。可以说，湖南在森林康养产业发展上积极探索实践，已经取得了显著成效，特别是得到社会的高度关注和积极参与。

第三节　启示与借鉴

通过对国内外森林康养产业发展成功案例进行梳理，并结合当前云南省森林康养产业发展状况，得出以下五点启示。

一　结合自身优势实现差异化竞争

森林康养很容易走上传统的观光式旅游，产品形式雷同。这一问题源自资源导向型的粗放开发理念，往往造成过于依赖本地资源，一味追求门票经济，导致后续乏力，甚至有碍生态合理保护。云南省需要建设

---

① 柏方敏，王明旭. 湖南森林康养发展新探索［J］. 国土绿化，2017（01）：14-17.

具有差异竞争优势和核心竞争力的健康产业链和产业集群，实现从避暑休闲、旅游度假到健康养生的转型升级。

从大众的角度出发，从他们的切身利益出发，强调森林康养的体验价值十分重要。尊重他们的基本需求、关注其个性发展，这些举措能有效提升人们对森林康养的满意度，增加参与森林康养活动的频次。

从文化角度出发，独特的魅力是云南发展森林康养的重要吸引力。充分利用好特色资源，立足自身资源，在发展中避免民族特色同质化程度高、层次低且缺乏竞争力，把传统民族文化与新经济形态要求相结合，将自身打造成支撑特色建设的核心竞争力，才能在全国各地的森林康养产业中保持自我的独特色彩，脱颖而出。

从开发产品的角度出发，其在森林康养体验中能带给人们最直接的感触，所以增强森林康养产品对人们的吸引力是有效途径之一。产品可以帮助人们更好地了解康养基地的文化和特性，从而更好地了解当地文化。根据不同人群的健康状态，森林康养目的地可以开发出多样的、有助于缓解身心健康的合格产品和开展相关的产品体验。同时，森林康养产品项目开发不仅要重视核心产品自身的开发，也要以市场需求、消费者需求为导向，针对不同阶段的年龄群体打造合理的、具有吸引力的森林康养特色产品，打造云南特色品牌。在进行合理的规划整合之后，依托当地特色资源因地制宜地开发不同类型的森林康养模式，形成核心竞争力。

二 引进并培养复合型森林康养人才

加大人才培养力度是发展森林康养的必要条件。首先，要培养和引进医学方面的人才，提高医疗服务水平，不断完善医疗设施，为森林康养发展提供基本而有力的保障；其次，建议政府牵头加强与院校间的合作，申请建设与森林康养有关的新专业，邀请森林康养方面的专家学者进行交流、探讨与合作，也要重视现有的森林康养产业从业人员的培训；

最后，开展森林康养基地从业人员职业技能等级认证，建立职业标准，与乡村振兴大背景相结合，带动当地居民参与专业技能培训。除与院校合作，建议政府与社会机构合作，充分发挥社会职业技能培训与认定机构的作用，给想要从事森林康养产业的人们提供支持与学习保障，积极开展多形式的人才培养，扩大人才培养规模，解决产业发展的人才需求问题。[①]

三　规划设计多样化森林康养自然景观

森林康养是以森林生态环境为基础，通过景观打造或景区规划，达到保健养生、康复疗养的效果。国内外森林康养基地有各自的秀丽风景，是发展森林康养最基本、最重要的方面。合理的基地景观规划让优美的生态环境多了观光休闲的功能，这种功能产品正是森林康养产业所独有的。在森林景观的设计过程中，能够让人欣赏到一年四季的美妙景色，可以发挥其积极的影响力，帮助人们走出消极情绪，舒缓压力，营造一种舒适的康养环境，能够满足现代人崇尚自然、回归自然的心理需求，所以无论是森林康养景观的自然要素所表现出的特点还是人文要素所蕴含的文化底蕴，都可以使游客从视觉、触觉及心理的层面享受到自然的疗愈。

四　开发满足多种消费需求的森林项目

森林康养，不仅是一种生态资源保护与开发，也是一种人们享受自然、亲近自然、强身健体的生活方式。但人们选择森林康养，其需求各有不同，选择的森林项目自然也不同，现有的森林康养项目包括但不限于保健型森林康养项目、康复型森林康养项目、运动型森林康养项目、文化型森林康养项目、饮食型森林康养项目等，具体的产品有森林观光、森林浴、森林瑜伽、森林采摘、森林文化馆等。因此，设计满足不同消

---

① 李新贵，郭金鹏，彭丽芬.贵州省森林康养产业人才培养现状及其发展建议［J］.农技服务，2022，39（01）：104-108.

费需求层次的森林康养项目能大幅提高盈利能力。

五　深度促进森林康养上下游产业融合发展

森林康养产业涉及养老、养生、旅游、文化等多个行业，是一项对资源、资金、人才、技术要求高的创新产业，具有广阔的市场前景。可发展多边融合拓展的项目，将森林康养与景观项目融合，形成既具有疗养功能，又带有观赏价值的项目；将森林康养与户外运动融合，形成既具有疗养功能，又带有户外探险的项目。但从产业融合角度来看，简单的项目间融合，不能达到理想效果，只有将"点串成线"，不断完善产业链，形成深度融合，才能更好地带动周边产业发展。此外，鼓励和支持乡村康养重点产业的兴起和发展。重点发展休闲农业旅游业、中医药产业、康养医疗与健康管理业、中医药及药食同源保健食品加工业康养教育培训业、康养文化业等，形成庞大的产业集群和市场主体，激发产业间跨界耦合作用，实现集群联动，形成产业链和市场链。挖掘现有特色产业的市场高度和发展潜力，促进康养产业的品牌效应。基于产业链延伸效应，与新型业态联动融合发展，构建一系列"康养+"模式，完善康养文旅产业链与产业集群；充分利用基础性支撑项目的康养价值，打造产品丰富、产业完善、服务健全、营销多维的康养产业共同体。

本章参考文献

［1］ MASLOW A H. Classics in the history of psychology：A theory of human Motivation ［J］. El-ectronie Resources Review，1943，50：370-396.

［2］ 柏方敏，王明旭. 湖南森林康养发展新探索 ［J］. 国土绿化，2017（01）：14-17.

［3］ 陈晓丽. 森林疗养功效及应用案例研究——以日本、韩国为例 ［J］. 绿色科技，2017（15）：234-236.

［4］郭金鹏，李君一，姚建勇．贵州省森林康养产业发展现状及对策［J］．贵州林业科技，2021，49（02）：40-44.

［5］李新贵，郭金鹏，彭丽芬．贵州省森林康养产业人才培养现状及其发展建议［J］．农技服务，2022，39（01）：104-108.

［6］王兵．湖南省森林生态产品绿色核算［M］．北京：中国林业出版社，2022.

［7］吴采丽．森林康养 贵州得天独厚［N］．贵州日报，2021-07-11（05）.

［8］闫帅，尹久娜，田富学，黄晖，陈祖建．国内外森林康养发展历程及我国森林康养发展建议［J］．南方园艺，2020，31（01）：69-73.

［9］杨利萍，孙浩捷，黄力平，高亚琪，胡东宇．森林康养研究概况［J］．林业调查规划，2018，43（02）：161-166+203.

［10］张胜军．国外森林康养业发展及启示［J］．中国林业产业，2018（05）：76.

［11］胡建伟，王佳妮．森林康养小镇——国际经验与中国实践［J］．中国旅游报，2018（12）.

［12］吴后建，但新球，刘世好，舒勇，曹虹，黄琰，卢立．森林康养：概念内涵、产品类型和发展路径［J］．生态学杂志，2018，37（07）：2159-2169.

［13］邓波．佛冈县全域旅游开发策略研究［D］．湖南农业大学，2019.

［14］姚建勇．贵州模式"大生态+森林康养"［J］．中国林业产业，2021（03）.

［15］王中．国外乡村康养产业发展经验对我国的借鉴［J］．经济师，2020（11）.

第八章 云南森林康养产业发展总体思路

第一节 指导思想及基本原则

一 指导思想

全面贯彻党的二十大、二十届三中全会精神，以习近平新时代中国特色社会主义思想为指导，牢固树立新发展理念。以建设生态文明和美丽云南为统领，以服务健康中国和促进乡村振兴为目标，以优化森林康养环境、完善康养基础设施、丰富康养产品、建设康养基地、繁荣康养文化、提高康养服务水平为重点，向社会提供多层次、多种类、高质量的森林康养服务，不断满足人民群众日益增长的美好生活需要。①

紧扣"3815"战略发展目标，以森林康养的高质量跨越式发展推进云南社会主义现代化建设。实施三年行动计划，补充森林康养产业发展短板、弘扬森林康养产业发展优势；八年时间构建森林康养现代化产业体系，使人民的精神文化生活更加丰富；经过三个五年规划的接续奋斗，实现森林康养产业高质量跨越式发展，创出发展新路子，助力各族人民共同富裕，基本建成中国的民族团结进步示范区、生态文明建设排

---

① 云南省生态环境厅. 实施"3815"战略发展目标谋划，云南出台决定深入学习贯彻党的二十大精神［DB/OL］.（20202-11-29）. https://sthjt. yn. gov. cn/ywdt/szyw/202211/t20221129_232283_ wap. html.

头兵、面向南亚东南亚的康养旅游辐射中心。

二　基本原则

坚持生态优化，协调发展。严格执行林地保护利用规划，强化林地用途和森林主导功能管制，在严格保护的前提下，统筹考虑森林生态承载能力和发展潜力，科学确定康养利用方式和强度，实现生态保护、康养发展。

坚持因地制宜，突出特色。根据资源禀赋、地理区位、人文历史、区域经济水平等条件及大众康养实际需要，确定森林康养发展目标、重点任务和规划布局，突出地域文化和地方特色，实现布局合理、供需相宜。

坚持科学开发，集约利用。充分利用和发挥现有设施功能，适当填平补齐，不搞大拆大建，不搞重复建设，不搞脱离实际需要的超标准建设，避免急功近利、盲目发展，实现规模适度、物尽其用。

坚持创新引领，制度保障。运用多学科多领域的新成果，加快推进技术创新、产品创新、管理创新，建立健全相关制度规范，强化服务保障，实现规范有序、保障有力。

坚持市场主导，多方联动。立足市场需求，以产权为基础，以利益为纽带，推进全面开放，吸引各类投资主体和社会力量参与，实现部门联动、统筹推进。

第二节　发展目标

充分发挥国有林场的资源优势和有利条件，融合森林公园、湿地公园和风景名胜区，以点带面，鼓励社会资本投入，大力发展森林康养产业。到 2025 年，全省培育 300 个骨干森林康养基地，创建国家森林康养基地 20 个，森林人家 300 个，辐射带动 700 个中小型森林康养机构，森林康养步道不少于 5000 公里，年综合产值达到 200 亿元。建成一批覆盖全省、类型多样、设施齐备、特色突出、服务优良的森林康养服务机构，培育一支高素质的森林康养专业人才队伍，形成基础设施完善、建设标准规范、多产业融合发展的森林康养产业体系，把云南建成世界一流的森林康养胜地。

第三节　模式选择

云南省下辖 16 个地州，在人口方面，云南省境内少数民族多达 25 个，少数民族人口占总人口的 33.4%，民族文化丰富；在自然环境方面，云南省境内森林覆盖率达 65.04%，最低海拔 77 米，最高海拔 6740 米，海拔跨度达 6663 米，拥有山地、丘陵、峡谷等众多地形；在经济方面，各地区经济发展差异较大。① 考虑到云南省复杂的经济与社会环境，在其森林康养产业发展的模式选择上，要做到因地制宜，要根据不同地区实际情况，选择与之相匹配的发展模式。本章依据不同逻辑，划分了几种不同的森林康养产业发展模式，并根据省内部分地区的实际情况，推荐与之相适应的森林康养产业发展模式。

一　按资源分配主体进行划分

（一）政府主导型

在森林康养产业的运营过程中，主要由政府推动森林康养相关工作。由政府负责森林康养产业的设施建设、招商引资、产品开发，并成立相关机构、公司负责从宏观管理到微观经营的各个工作环节，主导当地森林康养产业的发展。

政府主导型的森林康养产业发展模式，适用于当前森林康养产业发展滞后的情形，社会没有意识到森林康养产业的盈利前景，民营资本看

---

① 吴少 . 云南省省情省貌 [M]. 昆明：云南人民出版社，1999：15.

不到森林康养产业的发展前途，致使森林康养产业缺少民间资本的投入。此时，则需地方政府肩负起推动当地森林康养产业发展的重担，如若政府不介入，投入大量资金，完善配套政策，制定科学的发展战略，则当地森林康养产业无法成长起来。政府主导型的森林康养产业发展模式优点与缺点同样明显。

其优点主要包括以下三个方面。

首先，政府作为森林康养产业的主要推动者，对地方经济社会发展情况的了解相较于民营企业更加全面，制定的产业发展规划与地方总体发展规划更加契合，有利于促进森林康养产业与当地社会的融合发展。

其次，政府作为政策法规、行业标准的执行监督者，森林康养产业在其主导下，能够更好地落实相关规定，有利于培植良好的行业秩序。

最后，政府作为政策的制定者、资源的分配者以及森林康养产业的主导者，能够在推动森林康养产业发展的实际工作中正确、全面地认识当地森林康养产业的主观痛点与客观需要，有利于政府制定出符合实际的、有效的政策措施，并在资源、政策方面给予适当倾斜，能够有效解决森林康养市场的外部性，从而保障森林康养产业的健康发展。

其缺点主要包括以下三个方面。

首先，政府作为行政部门，在工作理念上强调"统一"，若森林康养产业长期由政府部门主导，单一的产业经营主体、"统一"的工作理念将会与自由竞争市场的理念背道而驰，不利于森林康养产业全面发展。

其次，政府部门相较于民营企业，长于宏观规划领域，却不善微观经营工作，由政府部门主导的森林康养产业在经济效益方面将会有所欠缺，不利于森林康养市场经济的繁荣，难以发挥市场资源配置的有效性。

最后，在该模式下，政府一家独大，不利于树立以市场为导向的经营理念，易造成提供的森林康养产品不能够满足人民的需求的情况。

政府主导型的森林康养产业发展模式还存在一定的局限性，该模式对政府提出了较高的要求。第一，政府部门工作人员应具有较高的素质，对森林康养产业具有较为全面的认识，具备较为丰富的业务能力，在森林康养基地的经营中正确、客观地发现问题；第二，政府领导决策层要具备较高的政策站位、丰富的管理经验，针对森林康养产业进行科学规划、合理布局；第三，政府信息传递具有较高的效率，负责森林康养经营的事业部门能够将问题准确无误地传达给政府的领导决策层，同时领导决策层及时制定出相应措施，及时反馈给负责森林康养经营的事业部门。

（二）市场主导型

森林康养产业的发展以市场为导向，由社会资本经营运作的森林康养产业发展模式，政府不介入或者少介入森林康养产业的经营管理中，仅在市场失灵时由政府出手进行干预。

市场主导型的森林康养产业发展模式，适用于当前社会已经意识到森林康养产业的发展潜力的情形，民营经济大量进入森林康养领域，森林康养产业的用地制度完善、产业发展资金到位、经营主体积极性高、产业发展环境良好，森林康养产业发展体系已初具雏形。森林康养产业逐渐步入发展的快车道，呈现一片欣欣向荣的景象，此时政府可将产业发展之"柄"交予市场。

市场主导型发展模式能够有效解决政府主导型发展模式的缺点，但该模式也并不是完美的。

其优点主要包括以下几个方面。

第一，市场主导下的森林康养产业，更能激发民营经济的活力，提高经营者的主观能动性，发挥经营者的创造能力，促进森林康养产业的全面繁荣。

第二，民营企业在森林康养产业的经营过程中，能够更加专注于提高经营效益，有利于发挥市场资源配置的有效性。

第三，在市场主导模式下，经营主体得以实现自由竞争，各个经营主体为在激烈的竞争中脱颖而出，树立了以市场为导向的理念，能够尽心尽力提供人民满意、社会需要的森林康养产品。

其缺点主要包括以下几个方面。

第一，在市场主导型的森林康养产业发展模式下，政府较少介入产业的经营领域，对森林康养产业的实际经营情况、发展阶段、面临的问题了解相对较少，无法制定出最适合当地森林康养产业的政策法规。

第二，市场经营主体对地方社会发展情况了解得不够全面，在发展过程中以利润增长作为经营单一的目标逻辑，从而忽略了与当地社会其他产业、事业的协同发展，虽然能够为市场经营主体带来短时间内利润的快速增长，但不利于森林康养产业的长期健康发展，同时也不利于社会长远目标的实现。

第三，市场主体对康养林相关使用政策的了解不够深刻，再加之利益的驱使，若不能落实好相关法规，将会给生态环境造成不同程度的破坏，这就与政府发展森林康养产业的理念背道而驰，也会给社会带来一定的不利影响。

政府主导型的森林康养产业发展模式也存在一定的局限，该模式对市场经营主体提出了较高的期望。首先，森林康养产业的市场经营主体要全方位地了解"森林康养"的内涵、特征和相关政策；其次，市场经营者在森林康养产业的经营过程中要树立保护自然、服务人民的理念，不能一味追求经济利益；最后，市场经营主体要具备完善的经营、开发等方面的相关资质。

（三）融合发展型

在森林康养产业发展的过程中，通过政府与市场经营主体的紧密联系、密切配合，利用好上述两种模式优势互补的特性，促进森林康养产业健康、高效发展。

融合发展型的森林康养产业发展模式，同时兼顾了市场主导型与政府主导型两种模式的发展理念。在森林康养产业的转型或提质阶段，融合发展型森林康养产业发展模式最为适用，企业与政府密切联系，在政策制定、资源分配、发展战略、经营模式等方面相互配合、交流意见，发挥"1+1>2"的效用，以保障森林康养产业顺利度过转型或提质阶段，该模式更像是森林康养产业从政府主导迈向市场主导的过渡模式。

由于该产业发展模式融合了上述两种发展模式的特点，所以其兼具二者优点的同时，又弥补了二者的不足，是一种较为理想的森林康养产业发展模式。

但该模式也存在一定的局限，运用该模式必然要加深政府和市场的沟通与合作，密切干部与个体经营者的联系，如若政府部门把握不好"度"，过度干预市场，则易导致政府寻租行为的发生，甚至滋生腐败，这不仅对政府干预的"度"的掌握提出了较高要求，同时考验了党员干部的理想信念。

如表8-1所示，森林康养基地试点建设单位数量能够在一定程度上反映云南省各州（市）森林康养产业发展情况，截至2023年，全省共93个森林康养基地试点建设单位，平均每个地州5.81（约为6）个森林康养基地试点建设单位。因此，建议普洱、昆明、楚雄三地采用市场主导型的森林康养产业发展模式，将森林康养产业的发展交予市场经营主体；丽江、曲靖、西双版纳、玉溪、保山、红河六地则更宜采用融合发展型的森林康养产业发展模式，密切政府与市场经营主体的联系，形成推动当地森林康养产业快速发展的合力；文山、德宏、迪庆、昭通、大理、怒江、临沧七地森林康养产业发展较为落后，应以政府为主导，加快推进当地森林康养产业的发展，其中临沧市无森林康养试点建设基地，建议当地政府积极借鉴其他地区森林康养产业发展经验，结合本市实际情况，提高市委、市政府对森林康养产业的重视程度。

表 8-1 2015~2023 年云南省森林康养试点建设单位（按行政区域计）

行政区域	森林康养试点建设单位数量
昆明市	12 个森林康养基地试点建设单位； 1 个森林康养基地试点建设乡镇
曲靖市	5 个森林康养基地试点建设单位
玉溪市	1 个森林康养基地试点建设县（市、区）； 2 个森林康养基地试点建设乡镇； 4 个森林康养基地试点建设单位
保山市	1 个森林康养基地试点建设乡镇； 1 个森林康养基地试点建设县（市、区）； 7 个森林康养基地试点建设单位
昭通市	2 个森林康养基地试点建设单位
丽江市	1 个森林康养基地试点建设县（市、区）； 2 个森林康养基地试点建设乡镇； 7 个森林康养基地试点建设单位
普洱市	1 个森林康养基地试点建设市； 4 个森林康养基地试点建设县（市、区）； 2 个森林康养基地试点建设乡镇； 18 个森林康养基地试点建设单位； 3 个森林康养人家
临沧市	0
楚雄彝族 自治州	2 个森林康养基地试点建设县（市、区）； 3 个森林康养基地试点建设乡镇； 8 个森林康养基地试点建设单位； 1 个森林康养人家
红河哈尼族 彝族自治州	4 个森林康养基地试点建设县（市、区）； 6 个森林康养基地试点建设乡镇； 7 个森林康养基地试点建设单位； 2 个森林康养人家
文山壮族 苗族自治州	2 个森林康养基地试点建设乡镇； 8 个森林康养基地试点建设单位； 7 个森林康养人家
西双版纳 傣族自治州	1 个森林康养基地试点建设县（市、区）； 6 个森林康养基地试点建设单位； 1 个森林康养人家
大理白族 自治州	1 个森林康养基地试点建设县（市、区）； 4 个森林康养基地试点建设单位；

行政区域	森林康养试点建设单位数量
德宏傣族 景颇族自治州	2 个森林康养基地试点建设单位
怒江傈僳族 自治州	1 个森林康养基地试点建设单位； 1 个森林康养人家
迪庆藏族 自治州	1 个森林康养基地试点建设乡镇； 2 个森林康养基地试点建设单位
总计	1 个森林康养基地试点建设市； 15 个森林康养基地试点建设县（市、区）； 20 个森林康养基地试点建设乡镇； 93 个森林康养基地试点建设单位； 15 个森林康养人家

二 按产品开发逻辑进行划分

（一）资源主导型

资源主导型，即以境内自然、文化等资源为依托，发展温泉型、探险型、医药型、科教型等具有地方特色的森林康养产业。利用本地区已有的各类资源发展森林康养产业，更能够达到事半功倍的效果。云南省内各地，资源禀赋不同，要充分利用当地人文资源、自然资源，坚持走"人无我有，人有我优"的森林康养产业发展路线。

当本地有知名度较高的优良的自然资源或人文资源时，适宜走以资源为导向的森林康养产业发展模式。

其优点如下。

第一，开发所需的资本投入相对较少。利用已有的资源，发展森林康养产业，能够较好地节约开发成本，快速推动森林康养产业发展。

第二，开发方向较为明确。资源是实实在在摆在面前的，不需要过多分析，通过调研、科学规划、合理布局，以现有特色资源为核心竞争力，便能最有效地打造出竞争力较高的优质森林康养产品。

第三，可以发挥当地有知名度的相关自然资源、人文资源的带动效应，从而更好地提升产业知名度，如果后期产业知名度得到提高，也可以"反哺"资源知名度，形成产业发展的良性循环。

其缺点如下。

第一，开发的产品不一定是市场所需求的。以资源为导向发展森林康养产业，在产品开发过程中，其模式是有限的，例如利用"温泉+森林"开发的森林康养产业，可以推出健康养生主题的森林康养产品，却不适宜发展运动类的森林康养项目。

第二，受资源限制，该模式下的森林康养产业转型较为困难。温泉、雪山、冰川以及一些人文资源是经历漫长的时间演变而形成的，不会短时间内有大幅度的改变，因此，以此类资源为主导所开发的森林康养产品是不易转型的。

第三，该模式的局限在于对部分资源保护政策法规的完善程度及政府监管力度提出了较高要求。在资源主导型的森林康养产业发展模式下，森林康养产业经营主体在开发经营过程中，离不开当地特色资源的开发，如若监管约束不到位、政策法规不完善，则势必会导致自然资源的过度利用，从而有损生态环境。因此，对除森林资源外的自然资源，如雪山、冰川、温泉、峡谷等特色资源的保护显得尤为重要，地方政府对该类资源的开发使用的相关政策法规有待进一步完善。此外，利用人文资源开发的产业若在经营方面出现负面问题，导致口碑下降，有可能会给当地人文资源带来部分负面影响。由于地方的某些特色资源并非全国各地都有，保护该类资源的经验和道路还需地方政府通过理论联系实际，逐渐探索出一条行之有效的道路。

例如滇西北、滇东北地区，雪山资源丰富，建议政府及经营主体以保证生态环境不退化为前提，充分利用雪山景观资源，发展雪山探险、雪山运动型的森林康养模式；保山、洱源、安宁具备优质的温泉资源以及深厚的温泉文化，建议政府及经营主体适当开发利用，打造森林温泉主题的康养基地；西双版纳、迪庆、楚雄可依托自身傣族、藏族、彝族等民族特色医药资源，发展当地森林康养产业。

（二）需求导向型

需求导向型的森林康养产业发展模式，即经过充分的市场调研，结合近年来的森林康养消费者的消费信息，了解消费者对森林康养产品的消费倾向，以及消费者的相关信息，从而明确森林康养产品的目标市场及目标群体，并根据消费者的消费意愿、倾向、动机，打造受欢迎的森林康养产品。

在地方发展森林康养产业的众多资源中，相对于云南省其他地州没有特色突出的自然、人文资源时，可以采用需求导向型的森林康养产业发展模式，最大限度地迎合广大消费者的偏好，满足消费者的消费心理，从而获得消费者青睐。

其优点如下。

第一，开发的森林康养产品对顾客有较强的吸引力。由于产业在发展过程中，始终秉持以顾客为中心、以需求为导向的理念，其开发的森林康养产品能够很好地满足顾客需要。

第二，以需求为导向的森林康养产业具有较强的市场适应能力。随着中国经济社会的快速发展，消费者的需求的变化也在加快，没有特定资源的束缚，产业能够根据消费者的需求变化进行灵活的调整，具有很强的市场适应能力以及更长的生命周期。

其缺点如下。

第一，产业发展方向的确定较为困难。以需求为导向，需要大量的市场调研、信息收集，以及对数据进行科学分析，其工作量较大且容错率较低。

第二，产品开发过程中资金投入较大。在特色资源上缺乏明显优势，则需要大量资本来弥补，以迎合消费者消费的倾向，例如提高森林康养体验项目中的科技含量，森林康养基地更高的服务质量，以及提供更加舒适完备的基础设施，质量提高的同时也暗示了更多的资本投入。

该模式的局限在于调查消费者的消费意愿、倾向和动机，由于经济社会的快速发展，消费者的消费意愿、倾向和动机也是动态变化的，这就需要经营主体在掌握正确的调查方式以及科学的分析过程的同时，在最短的时间内得出分析结果、确定发展方向，还要通过市场数据分析主流消费者的来源和类型，尽可能地满足多数消费者的需求，这既是重点也是难点。

第四节　政策设计

自习近平总书记提出"两山"理念以来，我国政府对森林康养产业这一新兴产业越发重视，各项关于森林康养的政策陆续出台，如何将相关政策具体化和细节化，将成为未来森林康养政策出台的一个方向。在制定云南省的森林康养政策时，不仅要统筹全局，更需关注政策的细微之处，确保制定出科学合理、符合省情的森林康养政策体系。本节内容以我国政府出台的森林康养相关政策为指导，参考借鉴了部分森林康养发展较为成熟的省份政策，同时充分结合云南省实际情况，为云南省森林康养政策设计提出一些建议。

一　用地保障政策

关于用地方面的政策，《云南省人民政府办公厅关于科学绿化的实施意见》（以下简称《意见》）中就指出，依法依规满足森林康养产业用地需求，利用好现有法律和政策规定，对集中连片开展生态修复达到一定规模的经营主体，允许在符合土地管理法律法规和土地利用总体规划、依法办理建设用地审批手续、坚持节约集约用地的前提下，利用一定比例治理面积从事康养产业开发。《意见》中仅提出了"一定比例"，但未对其进行明确，而《四川省人民政府办公厅关于科学绿化的实施意见》也有着同样的表述，但其将"一定比例"明确为3%，对此，云南省委省政府可借鉴四川省的相关规定，并充分结合省内森林康养产业实际用地需求情况，针对《意见》中的用地政策予以进一步明确。

针对森林康养用地问题，云南省政府可依据《国家级公益林管理办法》中的规定，在不影响整体森林生态系统功能发挥的前提下，科学合理地使用二级国家级公益林的林地资源，适度开展林下种植养殖和森林游憩等非木质资源开发与利用。此外，还应努力争取将森林康养产业列入云南省重点产业名录，在产业供地方面予以优先保障，各级林草部门做好林地审批服务，为云南省森林康养基地的建设提供保障。

二 投资融资政策

（一）完善政策拉动投资

《国家林业局关于大力推进森林体验和森林养生发展的通知》在促进森林康养产业投资方面给出了如下建议："鼓励各类林业、健康、养老、中医药等产业基金进入森林康养产业。将森林康养产业项目纳入林业产业投资基金支持范围。积极争取和协调开发性政策性金融及有关商业金融机构长周期低成本资金支持。对符合政策规定的森林康养产业贷款项目纳入林业贷款贴息范围。"

因此，在森林康养投资促进政策中，各级政府要着力培育多元化投资主体，鼓励社会资本有序参与到云南省森林康养产业发展中，同时出台配套政策法律法规，确保社会资本能够依法依规参与到森林康养产业的发展中来，并通过合资、租赁、承包等形式与省内林场、农民合作社、个体经营者等森林康养产业经营主体建立紧密的合作。

（二）出台融资帮扶政策

中国森林康养作为新兴产业还处于发展初期，森林康养产业内部经营体系尚不成熟，完善森林康养产业融资的政策体系还有很长的路要走，正因如此，国内多数金融机构和社会资本为规避风险，不愿将大量资金投入森林康养产业的发展中，云南省也存在此类的困境。因此，建议云南省委省政府有关部门出台融资帮扶政策，帮助森林康养企业解决融资难的问题。

1. 聚焦"龙头企业"的融资带动能力

融资困难是小型企业普遍存在的问题，尤其是创业初期的森林康养企业，其体量较小、经验较少，尚未形成较大的经营规模以及良好的企业信用，导致其在市场上的融资难度较大，而在面对森林康养领域的"龙头企业"时，金融机构和民间资本则对其公司的融资抱有很大的兴趣，因此，建议云南省委省政府有关部门在出台森林康养融资帮扶政策时，应考虑到"龙头企业"的行业融资拉动能力，发挥"龙头企业"的带动能力，帮助规模较小的森林康养企业摆脱融资困境。

2. 发行政府专项债券

在森林康养融资帮扶政策的制定过程中，融资支持政策不能仅仅局限于以省内银行为中介主导的间接融资帮扶策略，有效摆脱森林康养产业融资困境，就不能将目光仅仅放在依靠传统的银行贷款上，要着眼现代金融体系，如股票、债券等直接融资工具。其中，债券就很受人民喜爱，尤其是政府债券，是破解森林康养产业融资难题的有效工具，应加快发行政府专项债券，破解云南省森林康养产业融资困境。

在实施政府专项债券融资的过程中，各级政府要制定科学的考察标准，形成相关文件，在相关部门组织专家领导细致调研后，充分整合并依托当地森林康养产业资源，于证券市场发行森林康养专项政府债券，并根据企业的信用情况、所需额度、经营情况等合理分配政府债券。[①]

三　财政税收政策

（一）优化税收政策

2021 年 3 月，国家发改委发布的《西部地区鼓励类产业目录

---

① 王阳. 金融支持农村森林康养产业发展的路径探索——以贵州省为例［J］. 热带农业工程，2021，45（04）：37-39.

（2020 年本）》中将"森林康养产业"写入云南省新增鼓励类产业中，文件第 24 条提及"森林康养基地建设与服务"，要求对西部地区鼓励类产业企业按减 15%的税率征收企业所得税。

相关部门应为森林康养企业提供优惠税收政策，但为森林康养企业提供税收优惠不能仅仅是刻板地提供一样的优惠，政府部门出台的森林康养财政税收方面的政策，除了要遵循上级部门文件提出的优惠政策，还要结合实际情况，针对省内不同发展阶段的森林康养企业制定差异化税收政策，尤其是刚刚起步的森林康养企业，规模较小、资金紧张，税收优惠政策要适当向创业初期的森林康养企业倾斜，根据其发展情况，进一步予以税收减免的政策优惠，助力这类企业尽快步入发展的"快车道"。

（二）完善财政投入政策

森林康养产业在前期投入大、开发周期长、投资回收期长，若完全依靠企业自有资金进行产业投资建设缺乏现实可行性，政府应加大财政资金投入。尽管中国政府不断加大对森林康养产业财政支持力度，但事实上，包括财政资金在内的政策性资金相对于正处于起步阶段急需大量资金支持的森林康养产业整体而言覆盖面依旧较低。建议政府不断加大财政补贴和税收优惠，吸引社会资本积极投入森林康养产业，争取并协调开发性、政策性金融机构及相关商业金融机构提供长期、低成本的资金支持。对符合政策规定的森林康养产业项目贷款纳入林业贷款贴息范围。[①]

四　人才培养政策

（一）引进优秀人才

做好人才引进工作，引才聚智振兴云南省森林康养产业，要始终坚

---

① 何维钰. 森林康养产业发展的金融支持研究［J］. 现代经济信息，2019（11）：357+359.

持"两个计划"——"云南省高层次人才引进计划"和"云南省高层次人才培养支持计划",同时也要进一步完善人才服务保障机制、创新人才政策措施,根据省内森林康养产业发展的需要,引进一批森林康养领域专业技术人才,特别要重视林学、森林医学、旅游学、生态学、医学、养生学、心理学等森林康养相关学科中,掌握两门及以上的复合型人才,组建一支服务能力强、综合素质高的人才骨干队伍,为云南省森林康养产业的发展保驾护航。

相关部门要多渠道地提高人才补贴额度,在保障常规的购房租房补贴、医疗补贴之外,还应进一步促进补贴方式多元化,例如给予引进人才在森林康养领域创业就业的补贴,或在高层次人才就业时给予其一定的森林康养企业股份,在实现"引才"的同时,更好地做到"留才"。

为保障人才引进工作顺利实施,省委省政府应设立森林康养领域人才引进专项资金,加大财政资金的投入力度,为人才引进工作的顺利开展提供坚实的资金保障。各级政府也应响应号召,根据当地实际情况,设立森林康养领域人才引进专项资金,发挥人才队伍建设中的政府主体作用,但考虑到省内实际情况,部分地区仅靠基层政府财政投入不能很好地满足地方森林康养领域人才引进的需要,因此,建议省委省政府通过合理的政策措施,引导社会资本参与进来,动员森林康养企业及相关社会组织加入森林康养领域人才引进工作中,[①] 保障人才引进资金的充裕,为云南省森林康养领域人才引进工作的顺利实施提供坚实的经济基础。

(二) 培养本土人才

云南省林业和草原局可以充分利用好省内高等教育和职业教育资源,以西南林业大学森林康养研究院、云南林业职业技术学院(云南

---

① 蔡煜铧,王海燕,周斌.浙江省畜牧业技术推广体系建设现状与对策 [J].浙江畜牧兽医,2020,45 (05):17-18.

省旅游规划研究院森林旅游研究基地）、云南中医药大学等森林康养相关学科的科研教育机构为依托，在云南省建立以森林康养为主题的长期科研教育基地，在做好森林康养本土人才培养工作的同时，发展好云南省的森林康养本土技术。此外，省政府每年也应给予一定量的财政经费用于省内森林康养研究机构的科学研究和教育培训工作。鼓励西南林业大学森林康养研究院、云南林业职业技术学院等具有深厚林学研究背景的高校开设森林康养相关领域的课程，开展森林疗养师、森林康养休闲导向等专业技能培训，为云南省森林康养产业培养一批从事服务经营管理等行业的应用型人才，提高森林康养行业的整体质量和水平。

云南省卫健委应依托云南省属医院，利用好省内优质医疗资源，大力推动医疗与森林康养深度融合，鼓励医院相关专家开展森林康养讲座、参与森林康养领域科研等工作，在社会上积极宣传森林康养相关知识，为云南省森林康养产业的发展贡献力量。

云南省林业和草原局、云南省卫健委、云南省教育厅等相关部门应在省委省政府的主导下，联合出台实施省级的森林康养人才培训方案，以线下讲座、公益培训等线下形式，为社会提供森林康养专业技能知识，同时也要利用好云岭先锋等省内受众较多的 App、政府及事业部门官方网站等线上形式开展培训，提升云南省森林康养从业人员的综合素质。

省政府可依托省内现有森林康养专家，提高对此类专家学者的重视程度，尤其是入选中国林业产业联合会在 2022 年 4 月公布的全国森林康养专家智库名单的云南省内专家（见表 8-2），以此为基础建立云南省森林康养专家智库，为云南省本土人才培养事业增砖添瓦。

表 8-2　全国森林康养专家智库名单（云南省入选专家名单）

专家	担任职务
王俊青	西南林业大学森林康养研究院常务行政副院长
巩合德	西南林业大学地理与生态旅游学院副教授

续表

专家	担任职务
李梦君	云南蕙济堂中医药技术发展有限公司董事长
杨湘云	云南程盈森林资源开发控股集团有限公司
邹再进	西南林业大学经济管理学院副院长、教授
张品英	云南省弥勒市林业和草原调查规划队队长、高级工程师
张夏耘	云南南湖建筑工程有限公司总工程师、教授级高级工程师
胥辉	西南林业大学原副校长、教授
程希平	西南林业大学地理与生态旅游学院副院长、教授
魏开云	西南林业大学森林康养研究院常务科教副院长、副教授

资料来源：中国林业产业联合会森林康养分会文件（中产联森林康养〔2022〕6号）。

本章参考文献

[1] 蔡煜铧，王海燕，周斌．浙江省畜牧业技术推广体系建设现状与对策［J］．浙江畜牧兽医，2020，45（05）：17-18．

[2] 王阳．金融支持农村森林康养产业发展的路径探索——以贵州省为例［J］．热带农业工程，2021，45（04）：37-39．

[3] 何维钰．森林康养产业发展的金融支持研究［J］．现代经济信息，2019（11）：357+359．

第九章　云南森林康养产业发展重点任务

第一节　优化森林康养发展环境

优化森林康养环境，不仅要着手提升其自然生态环境，对于森林康养产业发展来说，优化其社会、市场、文化及政策环境也显得尤为重要。

一　自然环境

首先，丰富森林康养基地内的植被种类、色彩、层次和季相，提升景观美感，同时结合功能布局，有针对性地营造、补植具有康养功能的树种、花卉等植物。同时加大植树造林力度，持续做好"增绿、护绿"工作，严厉整治破坏森林资源等行为。其次，切实树立底线思维，划定并严守生态红线、耕地红线、水资源红线，扩大森林、湖泊、湿地等绿色生态空间，增强水源涵养能力和环境容量，构建与森林康养产业发展相适应的生态安全格局。再次，增强公众环保意识，健全公众参与机制。领导干部要带头增强环保意识，还应该将环境保护纳入领导干部的业绩考核之中，实行环境保护一票否决制度，可建立相关机制使得群众加强对生态环保的参与程度。

二 社会环境

首先，加快社会建设进程，提高市民幸福指数。在全体人民共同奋斗、经济持续发展基础上，加快推进社会建设进程。加快社会保险，特别是养老保险和医疗保险的全覆盖进程，进一步加大保障性住房的建设力度，深化文化体制改革，加大文体基础设施建设，推进教育均衡发展，实现教育公平。

其次，加强综合治理，提升社会稳控能力。进一步加强和创新社会管理，正确处理改革发展稳定关系，把一切积极因素引导和团结到建设发展上来，增强社会创造活力，深入开展法治宣传教育，弘扬社会主义法治精神，树立社会主义法治理念，增强全社会学法遵法守法用法观念。提高领导干部运用法治思维和法治方式化解矛盾、维护稳定的能力，对极个别将个人不合理要求凌驾于他人利益、集体利益和法律之上且屡教不改的，要对其进行坚决有效的惩处。

最后，完善网络监管体系，提升网络正能量。在积极开展"文明网站""文明网吧"创建活动的基础上，文化宣传和公安司法部门要进一步完善网络监管体系。进一步充实网络舆情监控机构，提高人员思想素质和技术水平，提高监控设施设备水平，向区直、乡镇、企业、学校延伸监控网络，培养配备一支大局观强、政策知晓度高、公平正义感强的网民队伍，评选一批充满理性和积极精神的网评佳作，封杀语言不文明、思想不健康、动作不纯洁的网上言论，不断提升网络正能量。

三 市场环境

成熟的法律和制度是优化市场环境的有力保障。进一步修改完善相关法律法规，建立健全森林康养基地产品监管和惩戒体系，严厉打击仿冒侵权行为，加大品牌和知识产权的保护力度，用法治思维和法治方式为品牌建设保驾护航，加快形成系统有效的政策支持体系和制度体系。

坚持支持和规范并重，努力营造公平竞争的市场环境。落实公平竞争审查制度，持续加大竞争执法力度，整治市场秩序突出问题。坚持线上线下一体推进，深入开展民生领域"铁拳"行动，铁面执法，重拳出击，严打侵权假冒，净化市场环境，维护民生民利。完善"双打"协作机制，强化行刑衔接和联合惩戒，加大曝光力度，推进社会共治。聚焦大案要案查办，加大执法力度，曝光典型案例，着力形成让老百姓拍手喝彩、让守法者扬眉吐气、让违法者震慑畏惧，努力营造"不敢违法""不能违法""不想违法"的标本兼治效果，持续优化消费环境。

四　文化环境

一是抓"技能培训"，增强文化能力。坚持以人民群众文化精神需求为自身服务底线，不断加强文化队伍建设，以各级文化馆、新时代文明实践基地，森林康养基地试点建设单位进行实践教学；加强森林康养基地工作者沟通交流学习，引导主动学习；针对现代化电子传播设备操作，加强文化工作者技能培训，培养森林康养基地文化工作者讲解员，以自身口述森林康养产品及内涵。

二是抓"特色传统"，厚植文化潜力。乡土文化孕育中华文化的精髓。加强文化顶层设计，基于各地区文化本土性，以及当地居民喜好设计森林康养民族文化产品，厚植群众文化娱乐基础，增强文化自信。

五　政策环境

各级林业主管部门要加强领导，认真研究，积极探索，不断创新森林康养发展的新方式、新路径。要大力加强制度化、标准化建设，引导森林康养产业规范、有序发展。要在推进国（境）内外交流的基础上，逐步形成中外合作的长效机制，不断推进在政策、规划、标准、培训以及森林康养产品开发等领域的深度合作。鼓励有条件的森林康养基地与国（境）外相关单位缔结姊妹关系，促进人员往来和业务合作。要把发展森林康养作为各级林业基本建设、林业产业扶持、林业重点工程、林业信贷等的重要支持方向，积极争取相关中央投融资项目和地方财政支持，鼓励社会资金依法进入森林康养产品开发领域。要在完善相关制度、标准的基础上，建立一批森林体验基地和森林康养基地，不断提高专业化服务水平，更好地满足人们日益增长的森林康养需求。

第二节　完善森林康养基础设施

深入学习贯彻习近平总书记考察云南时发表的重要讲话精神，基础设施建设项目是旅游产业发展的前提条件，为云南旅游发展提供支撑和保障。同时，2019 年国家林业和草原局等部门发布了《关于促进森林康养产业发展的意见》，该意见的主要任务之一是完善森林康养基础设施。在乡村振兴战略背景下，生态环境宜居是我们的美好愿景，良好的生态环境是森林康养基地的基本因素，也是最大的优势与财富。不单是拥有自然优美的环境，基础设施的完善将会给基地锦上添花，满足当地居民和游客们的基本需求，提供基本保障，更好地为人民服务，可以说基础设施是发展森林康养的关键因素之一。基础设施作为基本保障需要从多方面不断完善，本小节从以下几个角度给出完善森林康养基础设施建设。

一　打造安全便捷的网络环境

互联网已经成为创新驱动发展的先导力量。近年来产生的新概念"智慧景区"预示着大面积、无缝隙的网络覆盖成为康养基地通信网络设施建设发展的必然趋势，为此基地内应建基站、敷光缆，进一步提高通信网络覆盖面，实现网络全覆盖，加大应用推广力度，深入推动 5G 网络专网试点和部署。在森林康养基地内，为满足游客基本需求，应提高网络覆盖率，不断提升网络质量。

在游客购票、信息导航、求助、通过网络将拍摄的照片和视频传播出去等行为中，网络扮演着重要角色。同时，推动通信基础设施与其他基础设施融合发展，降低 5G 网络的建设、运营成本。

二 完善低碳优质的交通服务

森林康养基地一般与城市中心距离较远，地理位置一般较为偏僻，若交通不便会成为制约森林康养发展的重要因素。交通作为基础设施建设的重要组成部分，是产业供给环节的主体支撑，是游客需求实现的保障，交通的完善是发展旅游产业的基础。康养基地内道路建设应与当地实际情况相结合，考虑地形地质条件的同时注意保护生态环境和景观资源，因地制宜选线，尽量利用原有林区道路，最大限度地避免或者减少对地貌和景观的破坏，尤其是森林资源。建成科学便利的交通枢纽和网络能为游客的出行提供更为便捷的服务，能扩大游客的出行规模、提高出行质量。游客的森林康养体验一定程度上也会受到影响，完善的交通设施能够提高人们参加森林康养活动的意愿。

为了吸引各地游客，基地可以提供相关的交通服务。在旅游旺季可以开通旅游专线，在一些主要城市提供专线直达森林康养基地的服务，和旅行社开展合作，带动吸引人们到基地旅游。森林康养基地内部则可以提供自行车租赁服务，同时也提供旅游观光车服务，最大限度地满足游客多元化的需求。

此外，景区生态停车场也极其重要。景区生态型停车场在景观规划设计和建设时要体现尊重自然和可持续发展的理念，如今选择私家车出行的人越来越多，旅游大巴车更是风靡全国各地，碳排放量高，在人们关注生态城市与生态景观发展的时代背景下和人们生态、环保意识的提高，其对生态停车场的重视程度提高。停车场作为高污染、高排放的地方，不利于景观环境的发展。针对此问题，应当在景区停车场设计之初就要采取措施尽量避免或者减少停车场对景区生态环境的影响。

三 设立基地智慧化安全设施

在森林康养基地中，设立相关的安全指示牌、道路指引牌十分必要，在基地门口及隔一定距离路段、关键地理位置处需要设置基地全景海报图，为人们出行方便提供重要保障。森林康养基地占地面积普遍较大，仅在基地门口设置全览图和指示牌还不够。对选择森林徒步的人来说，指示牌极其重要。在基地范围内，设置多个服务点和紧急呼叫系统，提供咨询和帮助等服务，不断完善康养基地的服务水平，真正做到以人为本，重视提供基本的安全保障及关注游客的需求。同时，积极推进康养基地旅游电子地图线上工作，不断扩大覆盖范围，以智能化技术助推行业发展，提升云南森林康养产业智慧化水平。完备的安全设施、医疗康养设施等都是森林康养旅游顺利开展的必要措施，应在森林康养地内设置紧急呼叫、相关医疗设施等来全方位保护游客安全。也要推进"厕所革命"，可以通过设计微信小程序或与地图 App 合作，能轻松便捷地找到"安全牌"设置点和厕所等场所，不断完善基地内基础设施的详细信息，促进合作，提供更佳的服务，给游客提供更好的体验。

以智慧化方式推动康养基地旅游数据与服务数据整合，结合数据采集、分析、运用，实现旅游公共服务信息化、智能化，进一步优化康养旅游公共服务信息资源配置，加强康养基地整体旅游情况的监测，全面掌握行业市场动态、游客消费行为、基地运行状况等，引导创新发展。

四　创新独具特色的餐饮与住宿

对于康养旅游地内部的餐饮和住宿，在保证能给游客提供安全绿色可靠的住宿和餐饮的前提下，可以将森林特色充分融入餐饮住宿体系中，开发特色养生菜谱，云南省森林康养资源十分丰富、独具特色，丰富的森林蔬菜和特色野生菌为康养人群提供养生美食，可开发性也高，特色美食作为文化的重要组成部分能给游客带来多样的体验，使游客能深入了解当地文化特色。

住宿体验可以提高人们对森林康养的整体认知。优先选择安静舒适的地区作为住宿区，打造森林生态农庄、森林木屋、森林旅馆等住宿形式，使游客很好地融入森林环境，并设置按摩、足浴、温泉等专区，让游客在入住的同时也能感受林区特色，享受专业服务，缓解疲劳，有益身心健康。也要进一步加强相关配套设施的建设，保障游客的基本旅游需求，从而提高游客的满意度，积累成好口碑，吸引新游客，同时也能增加重游率。

通过在基地内亲身体验，能唤起人类对自然的归属天性，找到人在自然中的位置，也激发人们对森林的热爱之情，增强人们保护生态的意识。

五　建立健全森林安全防火设施

森林防火宣传教育是积极贯彻"预防为主，积极消灭"的有效手段，是大大降低乃至杜绝森林火灾的重要措施，是预防体系的重要组成部分。要结合森林康养基地内的实际情况设立防火通道，建立独立的防火护林站，也要建立森林火险预警系统，预测森林火灾发生概率，并制定与之对应的森林火险预警响应机制提前做好预防、扑救等各项工作，将森林火灾于萌芽状态之中被扑灭。同时基地内也要设置预防火灾的宣传海报，让人们意识到保护森林的重要性。基地内要定时进行巡逻，设立紧急呼叫点，通过地理监测和森林监测系统，实时关注森林安全。

第三节　丰富森林康养产品

在旅游体验中森林康养产品最能给游客带来直观感受，单一的产品不利于森林康养基地的长期发展，因此可以重点增强森林康养产品项目的吸引力。从多样化产品形式向多样化康养功能转变，设计森林康养产品时应以生理保健、心理调节、情感交流、运动健体、科普宣传功能为主导，辅以必要的休闲游憩、社会经济等功能。然而，研究发现，森林康养基地对医疗、森林等资源要素要求高。目前大多数人们的旅游观念尚停留在满足眼球阶段，对身体康养方面的需求还不强烈。目前，云南的旅游市场还是以休闲观光游为主，森林康养产品研发要以组合型为主，本研究结合云南省森林康养的资源禀赋要素和森林康养游客的消费意愿、针对不同的客户群体研发不同的产品。通过此次调查我们发现，由于性别、年龄、收入、学历、职业等情况的不同，消费者在选择具体的森林康养产品时有着不同的偏好，因此，我们需要根据其消费偏好特征，开发出多样化的森林康养产品，形成更加完善的康养产品系统，使其能全方位地满足不同消费者的需求，最大限度地拓展市场。

一　利用资源优势开发多元化森林康养产品

（一）游憩型康养产品

游憩型康养产品具有多样化、全民化、新颖化和时尚化等特点，开展健康的休闲娱乐活动可有效调节情绪、松弛身体，起到消除疲劳、愉悦身心和恢复精力等功效，对康养者的身心健康有积极影响。如云南丽江东巴谷康养小镇，小镇以康养旅居人群为主力客群，整合了东巴谷原生态民族村、东巴秘境，以及雪山神话演艺等业态内容。没有城市车水马龙的喧嚣，不远处就是白雪皑皑的玉龙雪山，游客在欣赏自然风光的同时，还能体验房车营地、雪山牧场、天空玻璃栈道、空谷花海等项目。优质的旅游环境可以使游客舒缓压力、放松身心、心情愉悦，对人体具有保健作用，从而实现养生的目的。

（二）运动型康养产品

运动型康养产品是在大健康产业大发展的背景下，将运动与康养相结合发展起来的一类重要的康养产品。运动康养依托山地、峡谷、水体等地形地貌资源，以适宜的运动方式来增强机体活力和促进身心健康的康养活动，具有养生为先、注重体验、主动训练、综合康养等特点，具备辅助治疗疾病、康复治疗和提升健康等功效。[1] 云南以山地高原为主

---

[1]　李小玉，向丽，黄金成，闫小莉. 中国森林康养资源利用与产品开发［J］. 世界林业研究，2022，35（06）：75-81.

的地形和各种类型的喀斯特地貌造就了其丰富而奇特的地貌，65.04%的森林覆盖率又给这里带来了良好的生态环境，全年空气质量优良。森林康养基地依靠其独特的优势开发不同的运动养生系列产品，户外拓展、山地运动、丛林探险、山地自行车、森林瑜伽等。普洱市人民政府官网数据显示，其森林覆盖率达 97.45%，保存着中国面积最大、最完整的南亚热带季风常绿阔叶林。茂密幽深的原始森林，山花遍野，古树峥嵘、苍藤缠绕，丰富的植物资源构成了其独特、多样、秀丽、清幽的森林景观，是天然氧吧和户外运动的天堂。基地打造了各种在原始森林的休闲体验项目，开设丛林飞越、桫椤小径、丛林穿越等户外运动项目，满足游客的多样化需求，让其在拥抱绿色、回归自然的同时有效释放压力。

（三）饮食型康养产品

绿色、健康、原生态的康养美食已成为当代社会所追求的目标。饮食型康养产品利用生态食材材料，根据食材特有的高品质和保健、药用价值，合理配置营养健康膳食，达到健康养生养老的目标。如药用食材、绿色有机农林产品等。云南弥勒的东风韵特色小镇通过营养膳食、心理睡眠结合传统中医与现代西医的方式方法，精心打造集健康养生、抗衰修复、休闲度假、艺术体验等于一体的国际健康旅居生活目的地。饮食型康养产品的开发可以与当地的休闲农业相结合，积极发展绿色种植业，由当地蔬果基地开发具有保健功能的生态健康食品，同时也可融入生态观光农业、农事体验活动等旅游项目，增强游客的体验感，推动森林康养产业链的全面发展。① 通过食养来"治未病"，疗慢疾，增体质，提高人们的健康水平，对推进"健康中国""健康云南"建设，具有独特的现实意义。

---

① 王震，张建国，石晗. 基于 RMP 分析的披云山景区生态养生旅游产品开发［J］. 福建林业科技 .2016，43（01）：189~193+200.

（四）保健型康养产品

保健型康养产品是指人们置身于优美的生态景观中而产生的接近自然、放松愉悦的身心状态，达到调节身心健康的目的。如森林浴、温泉浴、阳光浴等。森林中富含丰富的负氧离子，负氧离子被称为空气中的维生素和长寿素，可以消灭病菌，提高自身免疫力，对调节人体健康有着重要作用。同时，森林是天然的消声器，可以消除自然环境中一切噪声，让人稳定情绪，是天然的镇静剂。云南勐远仙境着力打造健康生活目的地，建设以医疗、研发、教育、健康医疗产业为核心的综合体，打造面向东南亚的"世界一流"国际健康城。勐远仙境热带雨林被认为是同类型的生态系统中规模最大且保存最好的，也是北纬21°上唯一留存的一片绿洲。勐远仙境的溶洞原始天然，保留了最完整的自然生态，是北纬21°唯一的康养溶洞，恒温21摄氏度，堪称"永远的春天"。静坐在溶洞内，可以感受天然地磁康养胜地带来的养生功效。基地内丰富的负氧离子能够起到安神养眠的作用，还能促进新陈代谢，改善心肌功能。

（五）康复型康养产品

利用森林中的各种资源，并配以专业医疗设施和人员，结合康复治疗、术后恢复和心理疏导等多种方式，对各种亚健康状态和疾病进行治疗，使康养者身心得以恢复的产品类型。[①] 主要有亚健康、病后康复，慢性病辅助医治和职业病疗养等康复疗养产品，还有推拿按摩、中医理疗、芳香疗法等特色康复治疗项目，可根据康养者的实际情况和需求选择适合的产品和项目。

（六）文化型康养产品

文化是旅游的核心，旅游景点要丰富其文化内涵，从而提高旅游景

---

① 廉红霞. 森林康养产品存在问题及开发策略［J］. 热带农业工程，2020，44（02）：106-108.

区的品位和知名度。[①] 这类产品利用生态文化资源，结合市场需求和现代人追求休闲生活的需求，通过生态文化体验等活动提供健康养生服务，在生态环境中修身养性、开阔视野，提升生命质量。综合打造集康养与文化体验于一体的康养旅游。同时丰富旅游产品，如森林音乐、森林艺术等，使游客无论是在视觉上还是心灵上都能感受到文化熏陶，得到高度放松、修身养性、陶冶情操。

（七）科普型康养产品

以森林环境为背景，开展森林知识科普、生态观测等活动。将其融入森林中，使之集科普教育、康养、休闲观光于一体，使森林资源物尽其用，让教育更具趣味性，进而提升科普教育效果。例如对森林植物进行挂牌，让参与者充分了解植物生长习性及用途，激发人们对大自然的敬畏之心，充分唤醒人们的生态保护意识。这不仅起到宣传科普知识和提高国民科学素质的作用，还对环境保护有着潜移默化的积极影响，满足人们尤其是青少年亲近自然、认知自然、保护自然的需求。云南普洱的太阳河国家森林公园，凭借得天独厚的自然资源，打造了全国首家集展示、宣传、教育、体验、大众参与于一体的活态生物多样性博览馆，吸引更多的人了解、学习和保护生物多样性。

（八）生态型康养产品

生态型康养产品主要是依托目的地的生态环境资源，以健康养生、休闲旅游为发展核心，开发集养生养老、休闲度假、风景观赏、文化娱乐、生态种植等于一体的康养旅游项目。如勐赫小镇的生态田园以台湾观光农业模式为基础，与云南省农业科学院热带亚热带经济作物研究所合作，结合有机生态果蔬产业，打造集观光、游乐、采摘、研学于一体的现代农业产业体系。

---

① 陈静，潘轶儒，徐美贞，张建国，楼飞，何思笑.衢州山区乡村森林康养旅游资源特征及其开发策略研究——以"桃源七里"农家乐集聚区为例［J］.园林，2020（01）：65-69.

（九）服务型康养产品

依托当地特定的自然环境与交通辐射能力，规划、导入和构建优质、综合性的医疗健康服务体系。主要是指为游客开展健康检查、健康咨询、健康档案管理、健康服务等活动，重点面向特定医疗需求人群或老年人群，打造特色化的医疗健康服务产品。具体产品项目例如健康检查评估中心、社区养老服务和康养培训学校等。

二　基于消费群体年龄结构开发的森林康养产品

（一）为少年儿童人群科普教育类产品

建设开发少年儿童自然教育基地，以自然环境为背景，使其融入大自然，在自然中获得智慧与平静。深度体验和了解自然、科普探险，激发其好奇心和求知欲，进而逐步形成保护自然的意识，达到环境与人的可持续发展，对当地自然保护、当地社区发展、生态环境、青少年身心健康都有积极意义。可建设文化礼堂、红色教育基地等，对少年儿童进行爱国主义教育和革命传统教育，让其切实感受红色文化教育，弘扬革命精神，实现从物质、心灵到精神等各个层面的健康养护，实现生命丰富度的内向扩展。

（二）为中青年人群运动健康类产品

如今，由于缺少运动导致的亚健康、各种疾病日益显现出来，亚健康人群庞大，健康需求持续热涨，健身、大众旅游时代的到来，人们出游的需求、生活的方式及休闲的内容都发生了巨大的变化。为适应运动消费和旅游消费快速升级的趋势，以"运动+健康"旅游产品为亮点的旅游发展模式兴起。运动是延缓衰老、防病抗病、延年益寿的重要手段。运动旅游作为重要的生活方式，为增强人们体质和实现"健康中国"做出积极贡献。旅游和运动两大产业在融合过程中形成了多层次、多结构的协调发展模式。

中青年群体是消费的主力军，基地内提供丰富的运动设施、组织体育赛事，可提高游客参与性，也可配套开展野营和野外拓展活动。在为中青年强健体魄、释放压力、超越自我的同时，为走进自然、探秘自然、热爱自然探索了一条有效途径。

（三）为老年人群开发疗养类产品

进入 21 世纪，中国步入老龄化社会，中国现有老龄人口已超过 2 亿人，且每年以近 800 万人的速度增加。[①] 到 2050 年，中国老龄人口将达到总人口的 1/3，[②] 而老龄人口更倾向于养生旅游。针对老龄人口的旅游新业态逐渐偏向于养生、养老、养心的康养式健康旅游，以满足其追求审美的精神需求、丰富阅历的综合需求以及追求健康养生的生活方式。因此，针对森林康养也可以推出既包含食、住、行、游、购、娱的传统旅游产品又包含医疗旅游、慢性病管理、健康监测、营养膳食、老年文化的森林康养产品，而森林康养产品也是对传统旅游产品迎合时代需求的优化升级。要充分发挥云南省资源优势，研发养生理疗类、养生茶类、养生药膳、保健饮品、养生休闲食品等多种康养产品。进一步丰富和完善云南省森林康养及大健康产业体系，提升中医养生保健、医疗和特色康复服务水平。构建涵盖中医保健、温泉康养、生态功能疗养、中药材产业、健康食品、旅居养老的康养及大健康产业集群。把"美丽资源"转化为"美丽经济"。

三　基于消费群体健康状况开发的森林康养产品

（一）健康状态的康养产品

健康人群的康养需求集中在对身心的保养上，即通过健康运动、休息睡眠以及其他心理和精神方面的康养行为等保持身心健康状态。基于健康人群的康养产品主要集中在：体育、健身、休闲、旅游以及文教和

---

① 人民日报. 业内丨康养旅游的繁华背后 距离完善还有多远 [DB/OL]. https://baijiahao.ba-idu.com/s? id=1611637643570694971&wfr=spider&for=pc.

② 中华人民共和国中央人民政府. 到 2050 年老年人将占我国总人口约三分之一 [DB/OL]. https://www.gov.cn/xinwen/2018-07/19/content_5307839.htm.

影视等。

（二）亚健康状态的康养产品

亚健康人群是目前康养产业最关注的人群之一，对应的康养产品主要集中在健康监测、疾病防治、保健康复等。如：中医养生、保健品、康复运动、心理咨询、休闲旅游等。

四　云南森林康养产品开发策略

（一）因地制宜，坚持康养产品保护性开发

在开发康养产品方面，一定要结合自身特点，一定不能一意孤行，好的新型产业不一定适合所有地方，一定要考虑到本地的地势、气候、文化等条件。无论是山地体育旅游产业发展还是山地体育旅游产品开发，都要把打文化牌作为重中之重对待，走以文兴旅、以文促旅、文化产业化、产业文化化的发展道路。在政策上鼓励文化创意产业的合作参与，将当地的文化创意元素渗透到康养旅游产品中来，打造文创产业、原生态观光和传统体育项目体验、社会生态旅游等各具特色的康养旅游形态。坚持保护性开发和因地制宜的开发原则，对于森林康养基地自然生态环境的保护措施执行游客总量管制措施和分站承载量管制机制，建立康养环境监控系统，对森林康养基地环境进行实时监控评估，对生态环境进行及时养护，加强景观标志、景观解说等生态保护宣传力度，通过教育和提醒的方式提高游客的生态环保意识。① 在对旅游景区人文环境的保护措施上，要坚持惠民、富民的产业经济发展政策，提高当地民众的参与热情，重视游客的体验价值，侧重原生态意识资源康养旅游产品开发。在因地制宜开发原则上，政府要发挥宏观调控和规范化监管的职能，对短期逐利的企业康养产品开发行为进行重罚，确保整体规划的特色性，保护生态环境和维护人文资源的原生态价值。就是既要立足当

---

① 丁勇．贵州山地体育旅游产品的开发优化策略探析［J］．中外企业家，2019（34）：184-185．

地经济发展特点，充分挖掘开发多样化旅游特质，又要有开放意识、国际眼光开发景区，妥善处理好景区与社区居民的利益关系，探索旅游扶贫、旅游带动、旅游与社区共享改革和发展成果等方式，发展具有当地特色、国际水准的森林康养基地。

（二）拓展康养产品营销渠道

前期的调研结果显示，总体而言，通过互联网线上渠道进行云南森林康养旅游产品宣传效果最大。因此，在云南森林康养旅游产品营销中应注重互联网信息宣传渠道的挖掘，可通过自建网站、主流 App 与专业旅游网站三方面宣传推广云南森林康养旅游产品。自建网站是旅游目的地旅游企业独立建立的网站，可以让人们迅速了解旅游目的地的详细信息。云南省内发展森林康养的森林景区，如太阳河国家森林公园、百岁森林康养基地、观音峡森林康养基地可联合建立森林康养旅游信息网站，网站信息平台中要有每个森林康养旅游地、森林康养旅游产品详细具体的宣传资料，游客可以通过网络迅速地了解各森林康养旅游地的环境、旅游产品、旅游设施等情况，并且可以在网上进行预约、申请参加森林康养旅游项目或购买森林康养旅游产品。主流 App 包括微信、抖音、微博等，通过这些大流量渠道，能更为迅速地将云南森林康养旅游产品信息传递给大众。如可通过建立微信公众号，定期推送介绍森林康养旅游产品的文章，并与地方知名度高的微信公众号平台合作，定期推出森林康养旅游产品宣传特辑。也可利用抖音、快手等短视频 App 拍摄有关云南森林康养旅游地及旅游产品的短视频以扩大宣传效果。专业的旅游信息网站如马蜂窝、携程等，这些知名度大的专业旅游网站是人们出游前信息搜寻的重要平台，因此，云南森林康养旅游产品在推广营销时可通过与专业旅游网站合作发布森林康养旅游的相关信息，提升游客对云南森林康养旅游及旅游产品效用价值的认知，为后期森林康养旅游产品开发设计与实际推广奠定基础。

在云南森林康养旅游产品营销中，不仅要注重互联网渠道的作用，还要关注口碑营销。森林康养旅游相关企业要做到用高品质的服务换取消费者的高满意度，避免在宣传上夸大与虚假宣传，游客会将更多的旅游信息传递给自己的亲朋好友，为云南森林康养旅游发展树立好口碑。与此同时，也要联合广播、电视、报刊等媒介加大森林康养旅游宣传推介力度，介绍森林康养旅游理念、政策，普及森林康养旅游的内涵、作用和意义，创作一批独具特色的森林康养旅游宣传片、微电影等精品力作，共同助力云南森林康养旅游产品营销推广。

第四节　繁荣森林康养文化

森林康养文化是指秉承森林的理念、思想和灵魂，以人为核心，以森林康养为依托，以文化为基本要素，在森林康养活动过程中所获得的物质、精神的生产能力和创造的物质、精神财富的总和。[①] 森林康养文化是创新森林康养活动的载体，是提升创新水平的工具，是森林康养的传播手段。繁荣森林康养文化，有利于增强人们的森林康养意识，有利于森林生态保护建设，有利于全社会营造亲近自然、回归自然的文化氛围。

现如今，人们已经不满足于走马观花式的活动形式，而是希望从中获得更多的体验与知识。创新网红景点、打造新奇项目等，缺乏文化底蕴的森林康养资源，只是短期吸引人们"尝鲜"，经不起细细品味。在享受森林康养活动项目时，深度且迷人的文化更能让人们感受到立体而斑斓的森林康养。鉴于人们对森林康养文化和知识的认知不够全面，对森林康养的效果信任度不足，故应注重森林康养文化的传播，使森林康养成为更具普适性的服务产品。森林康养要想实现可持续发展就必须从森林康养的表面走向深层，深入剖析森林康养文化，加强森林康养文化建设。

---

① 崔海兴，陈楠，吕梦敏，王慧宇．供给侧结构性改革下森林文化建设的路径与内容［J］.林业经济，2018，40（01）：20-24.

党的十八大提出："文化是民族的血脉，是人民的精神家园"，体现了森林康养文化建设的重要性。2018 年云南省提出打造"健康生活目的地"，云南省"十四五"规划中明确了森林康养产业发展的目标和任务。云南省的森林康养文化资源非常丰富，具有极大的开发价值。在国家大力倡导文旅融合的大背景下，繁荣森林康养文化，有助于打造云南省自身的特色森林康养品牌，推动森林康养产业的发展。

一　丰富森林康养文化形式

（一）少数民族森林文化

云南省属于山地高原地形，山地面积占全省总面积的 84%，生活在云南山区的各民族，森林是与他们密不可分的栖息地，在长期的演变中形成了独特的民族传统文化。富宁县的彝族以竹为图腾，当地各村都种兰竹，严禁砍伐和毁坏，每逢农历四月二十日举行祭竹大典；澄江市彝族以松树为始祖，每年农历三月三日举行大祭，向松树祈福；福贡县木古甲村怒族认为自己从"图郎树"演变而来；傣族每年农历十月或逢婚丧都要到林中进行祭祀；兰坪县的普米族对山神和林神有封祭、族祭、户祭，会选定一片树林作为神树林；等等。[①] 云南省少数民族的森林文化经过多年的沉淀，积淀了深厚的文化底蕴。将少数民族森林文化融合到森林康养当中，进行一系列相关产品的开发等建设活动，人们不仅能享受到森林康养带来的身心愉悦，还能得到精神满足。

（二）茶文化

茶文化是中华优秀传统文化的重要组成部分，开发潜力巨大。云南是茶的故乡，有 40 多个县的深山密林中发现了野生大茶树，哀牢山区镇原县九甲乡千家村的原始森林有树龄 2700 年和 2500 年的野生古茶树群落，勐海县南糯山生长着 800 年前人工栽培的茶树，被称为"茶树之

---

① 　但新球，胡灿坤．我国少数民族的森林文化 [J]．中南林业调查规划，2004（03）：61-64.

王"。在千百年的发展历程中，云南各民族形成了各具特色的饮茶习俗，如大理白族的奇珍"三道茶"、基诺族的"凉拌茶"、佤族的"烧茶"、景颇族的"竹筒茶"、布朗族的"青竹茶"等。随着近年来茶产业的发展，其相伴相生的茶文化也必将成为大势所趋。加强云南茶文化建设，将其嵌入森林康养当中，充分发挥茶文化的传承作用。

（三）花文化

花文化渗透于中国人的生命之中，包括人们的审美意识、思想观念、生活情趣等，其表现形式随着各个时代文化熏陶不同而发生不同的变化，从诗词、故事、绘画、民俗到戏剧、音乐、电视、雕塑等。古人有生动有趣的"十二月花神"，有"四艺"之一的插花，有鲜花入馔等。云南省位于中国的西南方向，气候属于亚热带气候，大部分地区一年四季温暖如春，使得云南省有"中国名花看云南""植物王国""天然花园"的美誉。云南省拥有极具自身特色的花文化，哈尼族以芭蕉花入菜；大白花杜鹃、高尚杜鹃、大花杜鹃、云上杜鹃等 15 种杜鹃花在白、彝、纳西等民族中被当作蔬菜食用，哈尼族、基诺族和布朗族用白花树的花做蔬菜食用；[①] 马缨花被看作彝族的祖先或是彝族祖先的救命恩人，是"花神""送子神"，也是青年男女的定情物；山茶花在彝族中被看作"佛花"或"神花"，也是爱情的象征；景颇族春季的"采花节"，是景颇族男女青年交流感情、求婚择偶的好机会，在景颇族过"新米节"时，也还保留有在盛新米的背篓周围插上几株鲜花的传统；拉祜族认为生命源于花而得以延续。花文化是中国源远流长的传统文化，将花文化与森林康养结合，鼓励开发花文化创意产品，弘扬花文化传统，推动云南省森林康养发展进程。

（四）中医药文化

中医药文化源远流长、宝藏丰富、博大精深，它是几千年来世代中

---

① 张雷. 云南少数民族食花文化浅析［C］//中国花文化国际学术研讨会论文集. 2007：161-162.

医和疾病睿智斗争的象征。中医药文化是中华优秀传统文化中体现中医药本质与特色的物质文明和精神文明的总和。[①] 云南道地药材品质优良，素有"药材宝库"的美誉，出产的云三七、云茯苓、云木香、云黄连、云天麻、云当归、云龙胆、云防风、雪上一枝蒿等是全国闻名的名特优药材。云南各族人民在长期的生产生活过程中总结出了一套与疾病作斗争的经验和方法，创造了独具特色的民族医药文化，[②] 其中著名的有傣医药、藏医药、彝族医药等。深入挖掘云南中医药的精髓所在，善用这一优质健康服务资源，对森林康养的发展具有深远的意义。

（五）康养文化

康养文化是中华民族的宝贵财富，是物质条件得到满足后衍生出来的精神层面的深度体验，是生命质量提升问题。云南省康养资源丰富，发展潜力巨大。东巴谷康养小镇，将丽江独有的东巴民族文化和自然景观优势与现代健康理念和技术相融合；大理滇西医疗中心，围绕"康养+旅游+医疗"的发展新模式，助力大理打造健康生活目的地；喜洲知青康养中心，将建成面向全省、全国旅居康养一体的中心；太阳河国家森林公园，以健康管理为核心，开展高端精准个性化健康服务；抚仙湖国际健康旅游谷，将打造医疗康养片区、健康管理片区和品质生活片区，推动医养康养融合发展。世界范围内对康养的需求日益增长，因此建设康养文化是推进森林康养建设的必然要求，为云南省森林康养的发展提供了广阔的空间。

（六）景观文化

景观文化是森林康养文化的重要组成部分。景观文化是指人们在与景观长期互动的实践中，所创造和形成的具有与该景观相适应的精神观念，并把这种观念具体地体现于景观环境中。[③] 景观文化体现在四个方

---

① 尚慧霞，蒋祥龙.弘扬中医药文化的意义和途径 [J].淮海工学院学报（人文社会科学版），2017，15（03）：84-86.
② 张睿莲.从毒草到汤药多元的民族医药 [J].今日民族，2021（10）：6-7.
③ 王君妍，胡福良.蜜蜂与景观之间的双向影响 [J].蜜蜂杂志，2021，41（12）：24-27.

面：景观的历史人文价值、景观的代表符号、景观的独特仪式和活动、景观团队的经营理念和精神风貌。云南省景观元素众多，山景、沟谷、洞穴、峡谷、石景、山泉、湖景、溪涧、瀑布、珍稀动植物等，形成了一系列的森林景观文化。将这一系列景观文化内嵌进森林康养中，以云南省的发展历史为背景，形成云南省独有的森林康养景观文化体系。

（七）生态文化

生态文化强调人与自然和谐相处、相互依存、相互作用、协同发展。森林是人类社会的宝藏，蕴含着巨大的社会价值。云南省全力推动践行"两山"理念，《2020年云南省环境状况公报》显示全省环境空气质量总体保持良好，16个州（市）政府所在地年评价结果均符合《环境空气质量标准》的要求，水环境总体良好，自然生态环境状况总体为优，生态系统相对稳定，生物多样性较为丰富，森林资源数量质量提升，森林资源保护成效显著。通过弘扬森林康养的生态文化，可激励人们积极参与到美丽中国建设当中来。

二　创新森林康养文化产品

（一）本土特色文化产品

在对云南省传统风俗和生态环境加以保护的基础上，坚持真实性、文化性原则，有利于云南省本土文化的历史传承和长远发展，提高消费者对云南省本土特色文化内涵的认识程度，并进行充分挖掘，为森林康养产品的可持续发展注入活力。应妥善把握森林康养文化产品的商业化和本土化的原则尺度，提高云南省本土居民的参与度，对特色产品进行创新开发，例如森林树屋、森林民宿、森林民族歌舞、民族饮食、森林节庆、传统民族医药等，根据市场需求导向，贴近消费者需求，打造有力的市场竞争优势，获得文化效益和经济效益。

（二）"森林康养+汉服"文化产品

汉服是世界上最古老的民族服饰之一，具备艺术与历史的双重价值，是独特的文化资源。汉服文化蕴含丰富的艺术审美和基本礼仪，体现了华夏文明。随着汉服热的兴起，汉服文化得到高度关注，逐渐成为备受欢迎的主流文化。创新"森林康养+汉服"产品，将汉服文化与森林康养融合，还原古人生活的各种场景，带给人们"穿越式"体验，让人们沉浸式感受中国古代的魅力，享受森林康养文化。

（三）节气文化森林康养产品

在长期的历史进程中，二十四节气作为农耕时代的生产和生活指南，其内涵随着社会的发展而不断更新和丰富，演变出起居、饮食、运动等方面的民俗活动和健康理念。[①] 深入挖掘节气中的文化元素，整合森林康养资源，将传统节气的养生理念与功法融入其中，充分体现节气文化的内涵，开发具有创新性和吸引力的森林康养产品，如节气主题活动、特色餐食、务农采摘、节气文化节、民俗表演、功法晨练、文创产品、文化体验园等。

（四）研学文化产品

2020 年，国家林业和草原局国家公园管理局指出"我国将开展三亿青少年进森林研学活动"，以弘扬生态价值观为主题，开展自然教育和研学活动，推动青少年亲近自然、了解自然、热爱自然，形成尊重自然、顺应自然、保护自然的生态文明理念。[②] 云南作为生物多样性大省，全省现有生态系统囊括了地球上除海洋和沙漠外的所有类型，享有"植物王国""动物王国""物种基因库"等美誉，具有开发研学文化产品的优势。大力开发研学文化产品是云南省森林康养产业发展的机遇。

---

① 于琳惠．基于节气文化的康养旅游产品设计与开发［J］.当代旅游，2021，19（28）：10－13.

② 华之．全国三亿青少年进森林研学教育活动研讨会举行［J］.中小学信息技术教育，2020（10）：6.

三 创新森林康养文化产品

（一）建设示范基地，展示森林康养文化魅力

森林康养文化传播需要依托参与者的亲身感受，互动体验性很强。借鉴德国、美国、韩国、日本等国家森林康养基地建设的成熟经验，结合中国现有的实践积累，从选址、规划、环境、配套设施、专业人员的选择等方面严格把控，建设面向各类人群的森林康养示范基地。在示范基地建设森林康养文化教育体验区，向公众人群开展森林康养文化教育科普体验活动，使人们真正地感受到森林康养文化魅力。

（二）加大宣传力度，树立森林康养文化品牌

要在森林康养文化实践中进行大量的宣传，树立森林康养文化品牌形象，注重森林康养文化的开发和内涵的拓展。加大宣传力度，引导人们改变传统的理念，引导公众了解森林康养文化在康体养生、生态文明、绿色健康产业等方面的重要作用，促进公众参与森林康养文化活动，从而关注和支持森林康养文化的发展。广泛运用现在流行的短视频平台、新媒体平台等，借助知识竞赛、森林康养体验等方式，通过多途径宣传森林康养文化的内涵与价值。

（三）开展主题活动，共享森林康养文化

开展一系列内容丰富、形式新颖、互动性强的森林康养文化主题活动。将森林康养文化与音乐相结合，开展"森林音乐节"；利用森林步道开展"森林欢乐跑"；结合森林康养的特色开展"森林康养夏令营"；等等。通过开展各类主题活动，不仅可以丰富人们的生活，还可以增强公众对森林康养文化的了解，增强人们的森林康养意识。要充分利用森林康养文化的价值，让森林康养快速发展，给人们创造诗意美好的休闲环境。

四 建立森林康养文化队伍

（一）专业技术队伍

云南省森林康养发展的阻碍之一就是缺乏专业复合型人才，没有针对性地培养专业的森林康养人才。要大力开展高校教育和科研基地、中等职业教育和培训基地，打造森林康养综合型产业人才；充分借鉴日本的成功经验，建立健全森林康养服务人员资格制度和培训机制，定期和不定期开展培训和考核，提供科学有效的森林康养指导。不断提高从业人员的专业能力和从业水平，通过提升森林疗养师、康体健身顾问、保健医师、森林康养治疗师等的专业技能，进而提高森林康养的服务质量。

（二）文化管理队伍

文化管理队伍就是要发现和培养森林康养文艺创作人才以及对森林康养文化进行传播和归纳，关注社会上对森林康养文化的了解程度，并提出相应的策略，激发人们对森林康养文化的热情，促进云南省森林康养文化的繁荣。建设文化管理队伍，注重森林康养文化对外传播、对内吸收，丰富自身内涵，推动森林康养的可持续发展。

第五节　建设森林康养基地

森林康养基地的建设是一项复杂的工程，为建设好森林康养基地，加快推动云南省森林康养产业发展进程，可从推动建设省级森林康养基地、制定地方森林康养行业规范、完善森林康养基地基础设施、打造优质森林康养基地产品四个方面展开建设工作。

一 推动建设省级森林康养基地

自 2015 年以来，云南省的全国森林康养试点建设单位逐年增加，尤其是 2018 年以来，云南省森林康养产业迈入了发展的"快车道"，截至 2023 年，云南省已有全国森林康养基地试点建设单位 93 家（见附录 1），省内森林康养产业发展呈现一片欣欣向荣的景象。

但是，目前云南省并未出台有关省级森林康养试点基地的评定标准及建设计划，截至 2022 年 4 月，中国已有江西等 13 个省份①开展了省级森林康养试点基地的建设工作，其中贵州省林业局已评审出省级森林康养试点基地达四批之多。

云南省林业局应学习借鉴其他省份森林康养试点基地建设工作经验，积极开展云南省森林康养试点建设基地建设工作，在完善整体规划的同时，推进试点示范方案实施，要根据省内不同地区的资源状况、环境质量、植被特点、交通状况、人流数量等因素，加强顶层设计、整体规划与合理布局，制定阶段性发展目标，设计不同等级的森林康养基地。② 启动"云南省优秀森林康养基地"评选工作，推动云南省森林康养基地的建设，选择有条件的林区、自然保护区，开展省级森林康养基地的试点示范工作，打造一批特色鲜明的省级森林康养示范基地，发挥带动作用。

二　制定地方森林康养行业规范

科学合理的森林康养行业规范，有助于促进森林康养基地的规范化发展。良好的市场秩序的培育，离不开科学的行业规范，若想推动森林康养产业健康发展，规范森林康养基地建设，云南省就必须出台符合本省实情的森林康养行业规范。截至 2022 年 1 月，国家林草局出台了一系列林业行业标准用以促进中国森林康养基地规范化发展，中国林业产业联合会和中国林业与环境促进会等行业团体也针对森林康养产业的发

---

① 中国开展省级森林康养基地的省份有：江西省、福建省、安徽省、浙江省、河南省、湖南省、广西壮族自治区、广东省、贵州省、四川省、重庆市、吉林省、陕西省。
② 白双明，王涛. 延安市康养基地资源评价与利用分析［J］. 陕西林业科技，2017（05）：76-82.

展制定了一系列团体标准（见表9-1）。

表9-1　全国森林康养产业标准统计

类型	发布单位	标准名称	标准编号
林业行业标准	国家林草局	《森林康养基地质量评定》	LY/T2934—2018
		《森林康养基地总体规划导则》	LY/T2935—2018
		《中国森林认证 自然保护地森林康养》	LY/T3245—2020
团体标准	中国林业产业联合会	《国家级森林康养基地标准》	T/LYCY012—2020
		《国家级森林康养基地认定实施规则》	T/LYCY013—2020
		《国家级森林康养基地认定办法》	T/LYCY014—2020
		《森林康养基地命名办法》	T/LYCY015—2020
		《特色（呼吸系统）森林康养规范》	T/LYCY3023—2021
		《特色（呼吸系统）森林康养基地建设指南》	T/LYCY1024—2021
		《森林康养小镇标准》	T/LYCY1025—2021
		《森林康养人家标准》	T/LYCY1026—2021
	中国林业与环境促进会	《森林康养小屋建设技术规范》	T/CCPEF060—2019

资料来源：标准网、国家林草局官网、中国林业产业联合会官网。

但上述林业和团体标准都是用以规范建设国家级的森林康养基地，要促进省级森林康养基地的发展，则需省级林草部门结合省情出台一系列符合本省特情的森林康养相关标准与规范。截至2022年5月，已有包括浙江省、湖南省、山西省、四川省、贵州省在内的5个省份，在参照国家行业规范、团体标准，并充分结合本省实际情况，出台了一系列省级森林康养行业规范（见表9-2）。

表9-2　地方森林康养产业标准统计

地区	标准名称	标准编号
浙江省	《森林康养建设规范》	DB33/T2455—2022
湖南省	《森林康养技能培训规范》	DB43/T2047—2021
	《森林康养基地导引系统规范》	DB43/T1857—2020
	《森林康养培育技术规程》	DB43/T1767—2020
	《森林康养基地建设与管理规范》	DB43/T1494—2018

续表

地区	标准名称	标准编号
山西省	《森林康养基地建设 资源环境条件》	DB14/T2106.1—2020
	《森林康养基地建设 基础设施》	DB14/T2106.2—2020
四川省	《森林康养基地建设 康养步道》	DB51/T2644—2019
	《森林康养基地建设 康养林评价》	DB51/T2411—2017
	《森林康养基地建设 资源条件》	DB51/T2262—2016
	《森林康养基地建设 基础设施》	DB51/T2261—2016
贵州省	《贵州省森林康养基地建设规范》	DB52/T1198—2017
	《贵州省康养基地规划技术规程》	DB52/T1197—2017

资料来源：标准网、各省（市、区）市场监督管理局官网。

云南省也应出台地方森林康养行业规范，通过深刻学习国家林草局出台的森林康养行业规范，以及中国林业产业联合会等社会团体发布的森林康养行业标准，适当借鉴浙江、湖南、山西、四川、贵州五省的地方森林康养行业规范，由云南省林草局经过考察调研，牵头编制一套科学可行的省级森林康养行业规范，并鼓励地方林草部门编制符合地方实情的森林康养行业规范，从而促进云南全域森林康养行业的规范化发展，建设高质量的地方森林康养基地。

三　完善森林康养基地基础设施

强化森林康养基地基础设施的建设，能够有效激活客流、物流、信息流和资金流，吸引人心、增加人气、留住人才，可以为森林康养产业发展创造良好的发展环境。

（一）完善基地内部基础设施

基地内部基础设施主要包括森林步道、餐饮住宿设施、停车场等，基地内部的基础设施能够最直观地带领森林康养消费者感受森林、亲近自然、体验康养，比如一条路线合理、造型优美、脚感舒适的森林步道，能够有效提升消费者的森林康养体验，提高顾客满意度。森林康养基地基础设施的打造，应符合各级政府、社会团体出台的行业规范的前提，同时结合基地环境，在建设过程中突出特色，在消费者游览观光、休闲度假、体验森林康养的过程中，最大限度地提高其满意度。

（二）完善基地周边基础设施

基地周边基础设施主要包括森林康养基地附近的交通系统、医疗服务等，基地外部的基础设施是否完备，能够直接影响基地的人流量，不仅包括客流量，也包括人才流量，完备的周边基础设施，能够方便顾客，也影响着森林康养行业人才的就业意向。因此，要加大对森林康养基地周边基础设施的投入，吸引顾客、留住人才。①

（三）加大政府部门对森林康养基地基础设施建设的投入

森林康养产业不仅具备经济属性，也具备一定的社会公益属性，建议政府支持森林康养基地基础设施建设，例如，应给予森林康养基地的水、电、路等基础设施财政上的补贴。② 此外，政府可通过招商引资等形式，提高其余基础服务设施的完备水平，加快完善森林康养基地基础设施。

要着眼于基地周边与内部的基础设施优化建设，使森林康养基地内外部的基础设施能够有机协同地提升消费者满意度，在加强自然保护地建设基础上，将"文、游、医、养、体、学、智"引入基地，赋予森林康养基地发展的新动力。

四 打造优质森林康养基地产品

森林康养产品的开发方向包括养生方向、度假方向、运动方向等，在森林康养基地的产品开发上，要结合云南省境内的自然资源特点以及消费者的需求，打造特色突出的康养基地产品。

在森林康养基地的产品打造工作上，要做到因人而异。消费者的类

---

① 魏善元，杨仁德，向华．人才流失与新农村建设：对我国农村人才流失的思考［J］．贵州农业科学，2009，37（09）：250-255．
② 白双明，王涛．延安市康养基地资源评价与利用分析［J］．陕西林业科技，2017（05）：76-82．

型多种多样，森林康养基地要根据消费者结构，有针对性地开发优质森林康养产品。例如，针对青年顾客群体，要注重产品的娱乐功能，可以设置森林山地自行车项目、森林音乐会、森林露营和森林探险等娱乐性和挑战性较强的项目，同时适当融入现代科技，增加项目的趣味性；针对中年顾客群体，要注重产品的解压功能，可以设置登山、森林漫步等运动型康养产品，起到缓解工作、生活压力的作用；针对老年群体，要注重产品的养生和养老功能，健康舒适是老年人的共同追求，可以设置中医养生、森林食疗、森林太极拳和五禽戏教学、森林温泉等具有浓厚养生保健功能的森林康养项目，为满足老年消费者群体的养老需求，森林康养基地可设置基地养老社区，同时做好养老院与周边城镇医疗康复机构的对接工作。

在森林康养基地的产品打造工作上，要做到因地制宜。云南省每一个州（市）都拥有其独特的自然资源和人文资源，森林康养基地在开发森林康养产品的过程中，不能独立于这些自然、人文环境之外，要依托当地自然优势和文化优势，打造特点鲜明的森林康养产品。例如，保山市以温泉著名，不仅有丰富的温泉资源，还拥有浓厚的温泉文化，市内森林康养基地可将温泉作为主要森林康养项目进行开发，打造温泉知识讲解、温泉历史教育、森林温泉体验等特色优质项目；西双版纳以热带雨林和傣族文化而闻名，当地森林康养基地可以热带雨林探险、热带雨林知识教育、傣族文化体验为出发点，立足"资源+文化+康养"模式，丰富森林康养产品内涵。

第六节　提高森林康养服务水平

随着社会经济的发展、国民收入的增加、老龄化的加剧，以及大众健康保养意识的不断增强，休闲康养旅游的需求也随之剧增，旅游方式也由传统的大众旅游转向以休闲、个性、健康养生为主的森林康养，以康养为导向的旅游方式正成为追求身心健康与生活品质的重要方式。在此趋势下，《"健康中国 2030"规划纲要》提出，要将健康产业与健身、休闲、养老等相关产业有机结合，大力发展"大健康"产业。2015 年"健康中国"首次被写入中国政府工作报告中，"健康中国"正式上升为国家战略；政府部门为响应"健康中国"的号召，陆续出台了关于推进健康、旅游等多项产业融合发展的指导意见和规划纲要，并制定了具体的康养旅游基地建设标准。国家林业局在《关于大力推进森林体验和森林养生发展的通知》中指出，森林康养可以大力发展中国林业，实现林业产业结构的多样化和升级，而提高森林康养服务水平是推进云南省森林康养产业发展的关键一环。

一 打造专业森林康养人才队伍

对于全国森林康养基地而言，人才是其中不可或缺的关键性元素，森林康养产业的相关项目都需要专业的服务人才去操作。2019 年 3 月，国家林业和草原局、民政部、国家卫生健康委员会、国家中医药管理局等四部门联合颁发《关于促进森林康养产业发展的意见》，重点指出要培养实用型、技能型专业人才，培养一支懂康养业务、爱康养事业、会经营管理的经营型人才队伍和技术优良、服务意识强、职业操守好的康养技术人员。

目前，国内高校只有极少数学校开设森林康养专业。福建农林大学林学院自 2018 年开始，开设了森林康养班，现已顺利招收学生三届，同时也已形成"本—硕—博"三级人才培养体系，森林康养专业的建设已取得显著成效。福建农林大学森林康养专业主干课如表 9-3 所示。

表 9-3 福建农林大学森林康养专业主干课

专业	课程
森林博物学	森林康养管理
森林康养概论	森林疗愈与检测

专业	课程
中医学基础	森林康养规划与设计
环境心理学	生态旅游学
环境教育导论	森林培育学
保健康复学	森林资源开发与利用

森林康养产业可以融合农业、林业、旅游、医学、教育等各产业，为主动适应和服务产业发展需求，有关部门应当做好顶层设计，出台森林康养产业发展规划和康养人才发展规划。教育主管部门要支持省内院校围绕云南乡村振兴、绿色三张牌和农业现代化、旅游产业化建设等，在云南省各高校开设森林康养专业，借鉴国内外成功经验，精确设置符合森林康养产业的相关课程，培养学生具备森林旅游、森林康养、森林疗愈、生态旅游、环境心理调节、企业经营、植物资源开发与利用等方面的知识技能，能够在国家公园、自然保护区、森林公园、森林康养基地、自然教育机构，或相关企事业单位从事森林康养项目设计与管理、生态旅游规划与实践、森林植物与环境利用等方面工作的复合应用型专门人才。

云南省还应根据各州（市）森林康养产业发展需求和岗位特点，研发森林康养从业人员地方职业资格标准，明确从业人员的基本要求、职业道德、职业技能、专业知识，为人才培养奠定基础。除院校扩大招生规模外，要充分发挥学会协会和社会职业技能培训与认定机构的作用，以职业标准为依据，争取人社部门的支持，积极开展各种形式的人才培养，开展职业培训与等级认定工作，为其他人员转型提供机会和平台，扩大人才培养规模，解决产业发展的人才现实需求。同时，利用省内众多的森林康养基地、森林公园、湿地公园，创建森林康养人才培养实践基地，为人才培养提供实训场地。

二 完善森林康养基地服务设施

森林康养基地是开展森林康养活动的重要载体，在进行基地建立时，应从以下三个方面来完成基地服务设施的设置，以此完善森林康养基地功能，优化游客的体验感。

康养服务中心：应具备旅游咨询、基本游客服务、受理游客投诉、医疗等配套功能。

标识系统：在康养基地内入口或者游客集中分布区域、服务中心、路上所有需要做出方向选择的节点、分岔口等设置导向牌。在森林康养基地设置概况解说牌；景点、步道或者观赏点设置解说牌；重要游览道路两侧、服务设施周边设置管理措施解说牌。在服务中心设置全景导游图、在游客集散区域设置区域导览图。在所需场所设置独立、醒目的警示关怀牌以及紧急救援、安全避险等信息标识。

智慧服务系统：基地内主要服务中心、康养研究中心、康养步道、游客集散点等均应覆盖无线 5G 网络或宽带网络。应设有运营稳定、可实时查询的旅游公共信息网站或手机 App 下载客户端服务，建设虚拟游览平台系统，并提供二维码扫描服务。旅游信息化服务应达到《旅游企业信息化服务指南》（LB/T 021—2013）的要求。

三 完善森林康养基地监管制度

建立基地管理质量监管制度。建立《森林康养基地建设和管理标准》，以 3 年为周期，对认证的森林康养基地从森林康养步道的建设与维护、康养设备的维护、基础设施的建设与维护等方面进行质量检查，评价基地运行的质量和公众的反映并向社会公布。评价合格，继续授予森林康养基地；评价不合格，取消森林康养基地称号。

建立基地服务质量监管制度。一方面，要建立森林康养基地接待、住宿、餐饮、康养活动、医疗设施、应急管理等有关服务制度体系。另一方面，要制定森林康养基地服务质量考评办法，采取主管部门考核和社会评估考核相结合的方式，对森林康养基地服务质量进行监管。

建立资源和环境保护监管制度。主要是建立森林资源保护、森林康养林经营与保护、水环境保护、土壤环境保护、大气环境保护、森林康养食品监测与保护等制度体系。

建立安全生产监管制度。一般来说，基地共性的安全监管制度包括森林康养林安全、环境安全（包括水、土、空气）、森林康养步道安全、康养活动场所安全、游客安全等内容，还应包括针对高血压、冠心病等特殊人群的安全监管制度。个性的安全监管制度主要体现在基地的特色上，如以森林休闲为主的基地，针对各种运动、休闲活动应建立相应的安全监管制度。

建立专业人才素质监管制度。森林康养涉及林学、医学、旅游、教育、心理、体育等方面，具有专业素养的人员是森林康养基地最根本的条件。对于基地专业人员素质的监管制度要从人员专业背景、职业专项培训、定期考核考察、服务对象评估等方面综合考虑，要因岗施策，分类监管，才能有效保证基地专业人才的水平。

建立食品安全监管制度。森林食品是森林康养重要的组成部分，绝对安全的食品质量保证是森林康养产业得以发展的关键因素。应对生产技术、食材信息、产品质量等方面进行严格把关。建立相关制度，禁止问题产品进入森林康养基地。

本章参考文献

［1］白双明，王涛．延安市康养基地资源评价与利用分析［J］．陕西林业科技，2017（05）：76-82.

［2］曹净植，伍海泉．社会共生视角下的森林康养［J］．林业经济，2020，42（09）：43-52.

［3］陈静，潘轶儒，徐美贞，张建国，楼飞，何思笑．衢州山区乡村森林康养旅游资源特征及其开发策略研究——以"桃源七里"农家乐集聚区为例［J］．园林，2020（01）：65-69．

［4］崔海兴，陈楠，吕梦敏，王慧宇．供给侧结构性改革下森林文化建设的路径与内容［J］．林业经济，2018，40（01）：20-24．

［5］但新球，胡灿坤．我国少数民族的森林文化［J］．中南林业调查规划，2004（03）：61-64．

［6］韩立红，田国双，高环．产业融合对森林康养产业发展的影响［J］．东北林业大学学报，2021，49（08）：100-105．

［7］华之．全国三亿青少年进森林研学教育活动研讨会举行［J］．中小学信息技术教育，2020（10）：6．

［8］李小玉，向丽，黄金成，闫小莉．中国森林康养资源利用与产品开发［J］．世界林业研究，2022，35（06）：75-81．

［9］廉红霞．森林康养产品存在问题及开发策略［J］．热带农业工程，2020，44（02）：106-108．

［10］尚慧霞，蒋祥龙．弘扬中医药文化的意义和途径［J］．淮海工学院学报（人文社会科学版），2017，15（03）：84-86．

［11］宋维明．关于森林康养产业发展必然性与路径的思考［J］．林业经济，2020，42（01）：3-8．

［12］王君妍，胡福良．蜜蜂与景观之间的双向影响［J］．蜜蜂杂志，2021，41（12）：24-27．

［13］王震，张建国，石晗．基于RMP分析的披云山景区生态养生旅游产品开发［J］．福建林业科技，2016，43（01）：189-193+200．

［14］魏善元，杨仁德，向华．人才流失与新农村建设：对我国农村人才流失的思考［J］．贵州农业科学，2009，37（09）：250-255．

［15］晏琪，刘苑秋，文野，潘洋刘，古新仁．基于因子分析的森林康养空间评价指标体系研究［J］．中国园林，2020，36（01）：81-86．

［16］于琳惠．基于节气文化的康养旅游产品设计与开发［J］．当代旅

游，2021，19（28）：10-13.

[17] 张雷．云南少数民族食花文化浅析［C］//中国花文化国际学术研讨会论文集.2007：161-162.

[18] 张睿莲．从毒草到汤药多元的民族医药［J］．今日民族，2021（10）：6-7.

[19] 多措举强服务，持续优化市场环境［N］．邯郸日报，2022-02-18（5）．

[20] 张红梅，陈鑫峰．国家局部署推进森林体验森林养生发展［N］．中国绿色时报，2016-01-18（1）．

[21] 隋嫒慧．市场导向的云南森林康养产品开发研究——以太阳河国家森林公园为例［D］．西南林业大学，2023.

[22] 万新颖．浅析我国康养产业发展的框架性问题［J］．中国市场，2019（06）：65-66.

[23] 丁勇．贵州山地体育旅游产品的开发优化策略探析［J］．中外企业家，2019（12）：184-185.

[24] 刘照．基于游客偏好的江西森林康养旅游产品体系构建研究［D］．江西农业大学，2019.

[25] 李晨．庐山西海风景区康养旅游产品体验评价及其提升的策略研究［D］．南昌大学，2023.

第十章 云南森林康养产业发展对策

第一节 统筹协调森林康养产业资源

一 稳固资源竞争优势

资源的稀缺性是竞争优势的基础，要丰富云南省森林康养产业的稀缺性资源，发挥比较优势。云南省的生态资源、森林资源、动植物资源和药用资源均具有不可替代性，是打造云南省森林康养特色品牌的"敲门砖"。要把握住云南省稀缺资源，开发高质量森林康养产品，夯实产业发展基础，深挖云南省森林康养的经济价值、健康价值、体验价值，注入森林康养产业发展创造力，延展其产业链和价值链，增强其产业的价值再创造，稳固资源竞争优势。

二 合理配置产业资源

要以全面建设国际森林康养旅游示范区为落脚点，立足于云南省优越的资源禀赋，统筹整合森林康养产业资源。围绕"文、游、医、养、体、学、智"七个核心要素，带动从始端到终端不同类型的产业，组成一个链状结构，实现森林康养旅游全产业链的融合发展。在整合产业资源的同时，应完善相关资源配置，根据实际情况进行合理的调节。

三 丰富产业资源体系

随着社会经济的发展，人们对森林康养的个性化、体验化需求越来越多，云南省当前森林康养产品表现出一定的体系不完善的特点。应当因地制宜，依托丰富的森林资源，以康养休闲为重点，充分发挥生态特色优势、民族特色优势和人文特色优势，打造特色森林康养产业，同时兼顾健康运动、会展商务、森林旅游、休闲养老、医学疗养等，逐渐形成以康养为核心，以健康休闲、娱乐体验为两翼的产业资源体系。

第二节 积极拓宽森林康养产业市场

一 增加优质森林康养产品供给总量

森林康养作为一项全新的产业模式，在行业联动方面，联合工商业、医药业、餐饮旅游业、文体教育业和健康服务业等相关产业，激发各个行业加入森林康养产业，推动整个社会的发展。[①] 云南省兼有悠久的历史文化和丰富的自然森林资源，在森林康养活动中康养者可同时享受森林浴、温泉浴和心理调节。通过欣赏美景、品尝美食、聆听音乐、呼吸遍地芬芳等获得视觉、味觉、触觉、嗅觉、听觉五感的洗礼和放松。徜徉于这座历史积淀与现代创新共同孕育的城市，陶冶于人文艺术与自然美景之中，运动与休憩动静结合，达到身心和谐。针对不同年龄群体，应充分发挥森林资源的综合服务功能，打造一批极具吸引力的森林康养活动项目。发挥森林观光休闲功能，结合森林环境类型，开展林相改造与维护，实施森林抚育，规划多样化观光休闲线路及相关康养产品。发挥森林的养生、康复和辅助治疗功能，满足人们对于旅游休闲和

---

① 黄骁，王梦君，唐占奎. 平武县森林康养产业发展路径和举措研究［J］. 林业建设，2021（02）：26-30.

健康疗养的双向需求，在规划中深入挖掘中医药保健养生，优化配置医疗卫生资源。依托优质森林资源，设计打造一系列具有吸引力的森林康养体验活动项目。发挥森林的科普宣教功能，规划中考虑室内外认知自然体验自然的设施和路径，满足人们尤其是青少年亲近自然、认知自然、保护自然的需求。

二 开拓多元化森林康养产品布局

康养产品是森林康养产业发展的核心，在开发过程中要有针对性地依据当地资源采取合适的开发模式，对森林康养产品进行深度的挖掘，要突出其本身特色，形成独有的吸引力，与其他相似景区形成差异化，从而增强自身竞争力。在开发过程中要将森林康养理念贯穿始终，而不仅仅是单调的养生形式。深度挖掘当地独有的民族民俗文化，结合市场需求，可以打造出文化型森林康养；通过森林发展绿色种植业、生态养殖业，并与中药材产业相结合，开发出适宜于各种人群的生态健康食品，可以打造出饮食型森林康养；以森林的生态环境为基础，以养生保健、休闲游乐为核心，结合森林浴、温泉浴、日光浴等，可以打造出保健型森林康养；将医疗、康复、休闲、旅居、住宿、养生等多种元素融合在养老产业当中，形成完善的生态系统，可以打造出养老型森林康养；依托森林的地形地貌以及自然资源，发展森林漫步、森林瑜伽、丛林穿越等，可以打造出运动型康养；要建设生态良好、居住环境优美、食品健康安全的居住空间，全方位提供休闲养生服务设施，可以打造度假型森林康养；充分发挥森林的特色优势，以森林医学为支撑，可以打造出疗养型森林康养。

三 精准定位服务营销，增强品牌集聚效应

首先要精确定位目标市场，根据不同的人群，提供不同层次的服务需求。通过举办森林康养文化节、产业发展论坛等活动，大力宣传，提高知名度。利用各大新媒体平台和短视频平台，对森林康养产品进行展

示，吸引更多的消费者参与进来，培养全民森林康养意识。加强对森林康养特色品牌的意识，稳抓品牌战略，塑造具有影响力和口碑的森林康养文化品牌，增强森林康养产品的市场竞争力与品牌影响力。通过内部协同合作增强品牌集聚效应，促进区域内森林康养的一体化建设，科学利用产业集聚效应，加强区域内各个产业的互动，联动开发森林康养资源，以森林康养资源集聚中心为主导向四周辐射，拓展区域外的客源市场，塑造云南省特有的森林康养品牌优势。

四 运用数字技术优势，增强动态监测能力

利用数字技术与互联网平台，深度挖掘与分析森林康养信息流、消费数据流，细分森林康养消费者群体。重点聚焦信息流热点区域，即西南地区的消费群体需求，确保客源市场的长期稳定。针对信息流不活跃的区域，通过对森林康养资源进行特色开发、优化基础设施、加强品牌宣传以及提供优惠政策等，以刺激不活跃区域的群体需求。发挥大数据技术及时捕捉、精准分析的功能，构建森林康养参与人数、产品服务购买量、设施利用率等数据库，提高森林康养动态监管能力，把握增值服务导向。

第三节 强化森林康养产业基础条件

一 建立康养基地标准和资格认证体系

以制定标准为目的，出台云南省森林康养基地评定办法，并制定相关评定细则，引导森林康养基地和健康管理中心建设标准化。基地开发要以保护和改善森林生态环境为基本，检测基地是否具备科学的疗养效果。从生理学实验角度进行评估，包括检测人们进入森林前后的压力荷尔蒙、交感神经、副交感神经、血压以及脉搏等；从自然社会条件进行评估，包括人体的五感、环境因子、区位条件等；从管理服务能力方面

进行评估，包括森林康养步道、康养菜单与服务、项目发展延展性和可持续性以及所在地居民接受程度等。按照一套标准的资格认证体系，对基地综合水平进行星级评定。

二 深入森林医学理论研究与实践应用

应当建立政府与企业、学术界之间的合作平台，为森林康养建设搭建畅通的沟通渠道，通过各方沟通联系，促进产业培育。要走高质量发展之路的理念，在研究森林康养相关知识的基础上，深度探究森林医学、养生保健、森林疗养等理论，为森林康养产业的医学疗养板块提供理论支撑。基于实践应用角度，从林区的经济、生态、社会、旅游等要素出发，依据婴幼儿到老年人等不同人群的健康需求，宣传森林康养的医养作用，开发有效的森林康养项目，实现森林康养医学功能价值的最大化。

三 建立复合型人才引进及培养方案

云南省森林康养发展的阻碍之一就是缺乏专业复合型人才，没有针对性地培养专业的森林康养人才。根据省内森林康养产业发展的需要，要加快人才的培养和引进。一方面，可吸收综合素质高的专业技术人才壮大队伍。支持各类院校开设森林康养、健康管理等新专业、新学科，增强专业吸引力，联合康养产业机构，共同建设康养人才实践培训基地，增加康养产业就业岗位，培养一批具有康养服务技能的实用型专业人才。另一方面，可采取"请进来，走出去""内外结合，长短结合"的办法。① 要大力开展高校教育和科研基地、中等职业教育和培训基地，打造森林康养综合型产业人才；建立健全森林康养从业人员的资格

---

① 陈庆虎，杨笑一．平阳县古盘山城市森林公园规划与建设［J］．福建林业科技，2014，41（04）：134-139.

评价制度，探索开展相关人员培训方式与考核标准，[①]不断提高从业人员的专业能力和从业水平，通过提升森林疗养师、康体健身顾问、保健医师、森林康养治疗师等的专业技能，进而提高森林康养的服务质量。

四　完善康养基础设施及配套公共服务

目前很多森林康养基地没有完善的康养配套设施，不具备自身特色。要依托自身的自然环境，建立独具特色、丰富多样的森林康养场所。同时在硬件设施方面，除休闲娱乐设施外，还应该有专业的康养设施，并借鉴国内外的成功经验针对不同需求的人群设置丰富多样的疗养项目，使有康养需求的人真正能达到康养的目的。进一步加快森林康养基础设施的建设，加强科学的交通网络建设。考虑地形地质条件的同时注意保护生态环境和景观资源，加强森林康养基地主干道和康养基地内部道路的建设，配备相应的交通服务专线、景区生态停车场等。

此外，要围绕居民和游客共同需求建立和完善公共服务体系，将基础性旅游公共服务设施纳入当地基础设施计划，充分借助科技发展构建基于数字化、网络化、智能化的散客服务平台，持续推动公共文化服务和旅游公共服务的深度融合。[②]在旅游公共服务体系建设的过程中，要高度重视设施建设和效能发挥的关系问题，秉持适应市场需求、有效发挥作用、持续提高质量的基本原则，解决好"有没有""行不行""好不好""优不优"的问题，促进"浏览"转化为"流量"进而转化为"留量"，最大限度地释放旅游消费对目的地社会经济发展的综合效应。

---

①　刘拓，何铭涛．发展森林康养产业是实行供给侧结构性改革的必然结果［J］．林业经济，2017，39（02）：39-42+86.

②　任紫娴，李学武，陈一硕，张桐瑄，张英杰，程宝栋．基于网络舆情的国家森林康养基地建设成效分析［J］．林业资源管理，2021（03）：28-32.

第四节　整治优化森林康养营商环境

一　加强政务服务标准化建设

政务服务作为营商环境的重要组成部分，是企业参与森林康养产业建设与发展的窗口，所以标准化、精细化、高效率的政务服务对于构建优良的营商环境来说十分必要。因此，各级政府应当加强对优化营商环境工作的组织领导，对于一些审批慢、环节多、服务差等政务服务问题要坚决治理，减少不必要的审批环节，关键环节高效处理，提高政务服务人员评价体系的透明度，等等。还需深入推进市场主体对于营商环境的直接评价制度，由相关部门定期汇总，记录备案，由此能够更加直观地反映出市场主体对营商环境满意程度的变化，找到问题所在。此外，加强监管反馈政策的实施，对营商环境评价体系中反映出的优缺点进行深度调研，结合实际，有针对性地解决问题。

二　提高营商环境数字化水平

现今数字技术飞速发展，借助数字技术这架"桥梁"，我们可以将各政府部门、市场主体、群众连成一张网络，破解传统政务服务的碎片化、低效率等问题。尤其在当下，市场主体对于政务服务的要求变得更高，若要实现"一站式服务""一网通办"的高水平数字化营商环境，就要充分认识到优化营商环境的重要性。政府需加强与相关数字化企业的沟通，建立并完善政务数据库，利用互联网平台实现政府与市场主体的数据共享，尤其是最新发布的森林康养相关政策信息、规章制度、政策帮扶等，使企业得到的信息及时准确、公开透明。另外，也要继续完善线上政务服务系统的建设，实现"不见面审批"，进一步提高企业的办事效率，降低办事成本。

三　构建高标准市场治理体系

合理有效的市场治理体系是维护良好营商环境的保障，这意味着可以更加有效地维护市场公平竞争，打击不正当竞争行为，从而调动更多力量保护和服务经营者，打造适合森林康养产业发展的营商环境。构建高标准的市场治理体系，应当尽量做到在森林康养市场准入、土地供应、招商引资等方面的规则要公开透明，建立公平的审查机制，细化审查规则，提高市场服务质量，优化产业发展环境。同时，在森林康养基地内要建立有效的监督与维护机制，多方合力，设置相关条例，针对基地的基础设施、产品质量、服务水平、人员配备等细化监督及奖惩规则，形成基地综合监管体系，为基地的日常运营提供有效的指导。通过构建完善的市场治理及基地内部治理监管体系，内外合力来促进森林康养产业的高质量发展。

第五节　落实森林康养配套政策保障

一　用地保障

森林康养产业发展的基础是用地，多样化高质量的地块能为森林康养基地建设提供得天独厚的优势，所以做好用地保障工作对产业发展具有重要意义。应当充分结合云南省内森林康养产业实际用地需求情况，努力争取将森林康养产业列入云南省重点产业名录，在产业供地方面予以优先保障，鼓励盘活林区、林场、村庄等闲置用地，各级林草部门做好审批服务，积极吸纳符合需求的、存在特殊优势的、有发展潜力的地块，为云南省森林康养基地的建设提供用地保障。同时，也要做好用地补偿工作，建立用地补偿机制，完善各地补偿规则，使得每一块用地的权责清晰，使得森林康养产业发展能够惠及多方。

二 投资融资

在森林康养投资促进政策中，各级政府要着力培育多元化投资主体，可以建立以市场为主导的投资体系，鼓励社会资本有序参与到云南省森林康养产业发展中来。同时传统投资方式要求高、周期长，可以创新多样化金融投资方式，鼓励有能力、有潜力、有意愿的森林康养企业发行企业债券融资；对于一些实力雄厚的企业，也可以鼓励其将用于建设森林康养基地的大型设备通过租赁的方式融资，同时帮助其他企业降低建设成本，形成良性合作关系。此外，也要继续完善投融资配套政策法规，对于一些通过钻漏洞牟取私利的社会资本要坚决取缔，细化处罚措施，加大惩处的力度，确保社会资本能够依法依规开展经济活动，维护森林康养产业的健康发展。

三 财政帮扶

财政应积极完善税务、贷款等政策来支持森林康养产业的发展。结合实际情况，针对省内不同发展阶段的森林康养企业进行差异化税收政策，对于发展初期的企业可以通过适当降低税收来鼓励其发展；也可针对不同的森林康养产品实行差异化税收，如提供完备养老设施服务的康养基地可酌情减免税收，同样也能促进养老产业的发展；对于无偿提供用地的一些机构或者个人等，可以酌情免征使用税；等等。

对符合政策规定的森林康养产业项目贷款将其纳入林业贷款贴息范围内，加大森林康养、旅游康养、健康养老公共服务设施、健康产业园、健康扶贫等重点领域信贷支持力度，建立健全"敢贷、愿贷、能贷"长效机制，助推森林康养企业发展。

第六节 坚持生态保护与产业发展的有机统一

保护生态环境资源，贯彻落实"两山"理念。协调好森林康养资源开发与环境保护之间的关系，践行绿色发展，要明确生态优先的战略地位与可持续利用的战略思维。可持续利用主张人与自然的和谐，主张资源的公平分配，主张在保护自然生态系统基础上的经济持续增长。① 开发和保护是融为一体的，保护是开发的前提，开发是保护的进一步发展。资源环境是开发的基础和物质的载体，社会文化是资源的精神内涵，而经济是保护的动力，三者是相辅相成的统一体。

必须坚持对资源的开发利用与保护增值并重，将环境和资源的开发、利用、增值、保护目标纳入森林康养产业的发展计划，并进行统一核算。② 通过综合开发，促进产业发展，改善生态环境，使绿色企事业三大效益同步增长。建立健全环境保护制度，防止森林生态环境破坏行为，加强法治建设，明确森林康养产业开发责任，强化政府的监管职责，对不顾生态环境肆意开发的现象给予严厉的惩罚，严格保护森林生态环境，实现绿色发展与经济发展双赢。

本章参考文献

[1] 陈娟，邵景安，郭跃，牟耀杰. 森林康养基地配套设施建设 [J].
南方林业科学，2019，47（03）：52-55.

[2] 曾甜. 社会嵌入理论视角下森林康养旅游之日本经验 [J]. 黑龙江
生态工程职业学院学报，2021，34（05）：37-40.

[3] 李振南，敖姣莉. 云南旅游业发展现状、问题及对策 [J]. 商场现
代化，2016（01）：142-143.

[4] 马泓宇. 基于 VRIO-AHP 模型的广西康养旅游业竞争优势研究
[J]. 哈尔滨职业技术学院学报，2021（04）：79-82.

---

① 席一. 重庆发展森林生态旅游的 SWOT 分析及对策 [J]. 重庆教育学院学报，2010，23（03）：76-79.

② 吴燕，蔡群. 黄山市生态旅游存在的问题与可持续发展对策 [J]. 绿色科技，2013（03）：236-238.

［5］云南省人民政府.云南省优化营商环境办法［DB/OL］.（2020-6-
30）［2022-11-21］.http://www.yn.gov.cn/zwgk/zcwj/zxwj/202007/
t2 0200706_207113.html.

［6］曲鲁平,范海兰,张玮尹.林学专业（森林康养班）"森林生态
学"课程教学改革初探［J］.中国林业教育,2023,41（02）:
53-57.

［7］周宇.湖南永顺县不二门国家森林公园的森林康养专项规划研究
［D］.中南林业科技大学,2019.

［8］杜玲莉.从日本经验看四川省森林康养旅游发展［J］.当代旅游,
2019,19（10）:65-67.

［9］姚明凤,邹再进.云南森林康养产业发展研究综述［J］.农村经济
与科技.2022,33（13）:68-71.

附录 2015～2023 年云南省森林康养试点建设单位

年份	森林康养试点建设单位数量
2015	0 个森林康养基地试点建设单位
2016	6 个森林康养基地试点建设单位
2017	12 个森林康养基地试点建设单位
2018	5 个森林康养基地试点建设单位
2019	1 个森林康养基地试点建设市； 6 个森林康养基地试点建设县（市、区）； 3 个森林康养基地试点建设乡镇； 17 个森林康养基地试点建设单位； 4 个森林康养人家
2020	2 个森林康养基地试点建设县（市、区）； 6 个森林康养基地试点建设乡镇； 22 个森林康养基地试点建设单位； 1 个森林康养人家
2021	3 个森林康养基地试点建设县（市、区）； 5 个森林康养基地试点建设乡镇； 15 个森林康养基地试点建设单位； 5 个森林康养人家
2022	4 个森林康养基地试点建设乡镇； 9 个森林康养基地试点建设单位； 1 个森林康养人家
2023	4 个森林康养基地试点建设县（市、区）； 2 个森林康养基地试点建设乡镇； 7 个森林康养基地试点建设单位； 4 个森林康养人家

年份	森林康养试点建设单位数量
合计	1个森林康养基地试点建设市； 15个森林康养基地试点建设县（市、区）； 20个森林康养基地试点建设乡镇； 93个森林康养基地试点建设单位； 15个森林康养人家

后　记

本书作为 2021 年云南省省院省校教育合作人文社会科学研究项目"'健康生活目的地'背景下云南森林康养产业发展研究"（编号：SYSX 202107）的最终成果，从课题申报到课题结项，历时两年时间有余。其间，受新冠疫情影响，调研工作进展缓慢，遇到了较多困难，甚至一度影响了研究工作的进程。好在有项目主管部门的理解和宽容，有周围领导、同事、朋友和亲人的不断鼓励和支持，加之本人指导的研究生与我一道努力，研究工作才得以顺利完成。感激之情难以言表，谨铭记在心，并化作推动我继续前进的动力。

本人指导的硕士研究生隋媛慧、张睿、张国浩、谢禄宇、姚明凤参与了本书的调研、资料收集和整理及部分章节内容的初撰工作；博士研究生刘芳从攻读硕士学位期间开始一直到进入博士学习阶段，参与了本书从课题研究到成书的整个过程；博士研究生赵宁参与了本书的统稿、编辑和校对工作，对本书能够付梓做出了积极的贡献。

感谢社会科学文献出版社经济与管理分社恽薇社长对本书出版的大力帮助和支持，感谢本书责任编辑贾立平老师的辛勤付出。

同时，本书作为西南林业大学农林经济管理学科建设成果之一，也在此感谢学科团队成员对课题研究和本书出版的积极建言献策及智力支持，感谢西南林业大学经济管理学院对本书出版提供的各种条件和帮助。

图书在版编目（CIP）数据

省域森林康养产业发展研究：云南省的实践／邹再
进著.--北京：社会科学文献出版社，2024.11
ISBN 978-7-5228-2388-1

Ⅰ.①省… Ⅱ.①邹… Ⅲ.①森林生态系统-医疗保
健事业-产业发展-研究-云南 Ⅳ.①R199.2

中国国家版本馆 CIP 数据核字（2023）第 165259 号

省域森林康养产业发展研究
—— 云 南 省 的 实 践

著　　者／邹再进

出 版 人／冀祥德
组稿编辑／恽　薇
责任编辑／贾立平
责任印制／王京美

出　　版／社会科学文献出版社·经济与管理分社（010）59367226
　　　　　地址：北京市北三环中路甲 29 号院华龙大厦　邮编：100029
　　　　　网址：www.ssap.com.cn
发　　行／社会科学文献出版社（010）59367028
印　　装／三河市东方印刷有限公司

规　　格／开本：787mm×1092mm　1/16
　　　　　印 张：14.25　字 数：203 千字
版　　次／2024 年 11 月第 1 版　2024 年 11 月第 1 次印刷
书　　号／ISBN 978-7-5228-2388-1
定　　价／128.00 元

读者服务电话：4008918866